图解黄帝内经
十四经脉养生

李淳 ◎ 编著

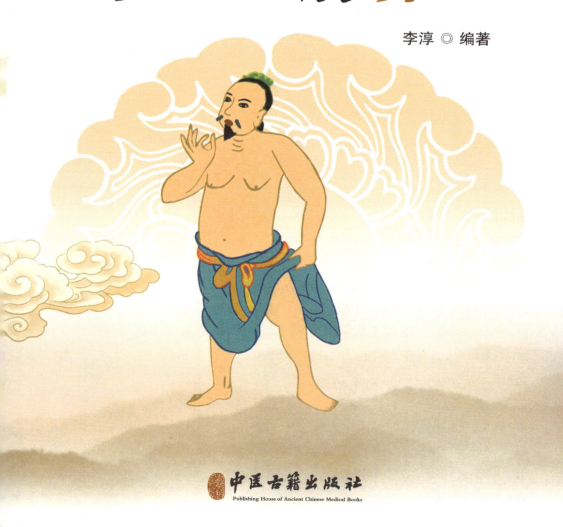

中医古籍出版社
Publishing House of Ancient Chinese Medical Books

图书在版编目（CIP）数据

图解黄帝内经十四经脉养生 / 李淳编著 . -- 北京：中医古籍出版社, 2022.8
　　ISBN 978-7-5152-2468-8

Ⅰ.①图… Ⅱ.①李… Ⅲ.①经脉 - 养生（中医）- 图解 Ⅳ.① R224.1-64

中国版本图书馆 CIP 数据核字 (2022) 第 028829 号

图解黄帝内经十四经脉养生
李　淳　编　著

责任编辑：	吴　頔
封面设计：	王青宜
出版发行：	中医古籍出版社
社　　址：	北京市东城区东直门内南小街 16 号（100700）
电　　话：	010-64089446（总编室）010-64002949（发行部）
网　　址：	www.zhongyiguji.com.cn
印　　刷：	水印书香（唐山）印刷有限公司
开　　本：	710mm×1000mm　1/16
印　　张：	14
字　　数：	160 千字
版　　次：	2022 年 8 月第 1 版　2022 年 8 月第 1 次印刷
书　　号：	ISBN 978-7-5152-2468-8
定　　价：	68.00 元

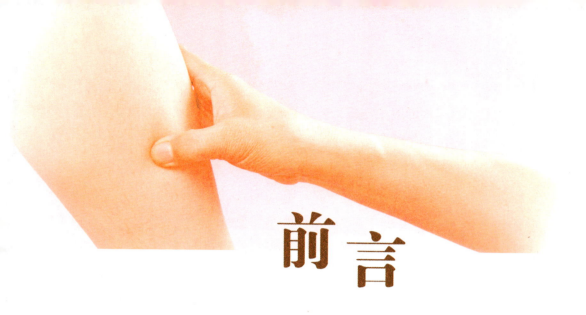

前 言

在我们每个人的体内,都拥有一个强大的经络系统,它不但连通体内的五脏六腑、五官九窍、四肢百骸、皮肉筋骨等组织器官,使它们成为一个有机整体,从而保持相对的平衡与统一,更承担着为人体全身运输气血的责任,即"内溉脏腑,外濡腠理"。

经络系统以十四经脉为主体,分散为三百六十五络遍布于全身,纵横交错、出表入里、通达上下,将人体各部位紧密地联系起来。如果说经络是气血运行传输的通道,是一条条线,那么,穴位就是气血停留汇聚的地方所形成的一个个点。当脏腑发生疾病时,其所属的经络循行路线上或者经气聚集的穴位上会呈现各种

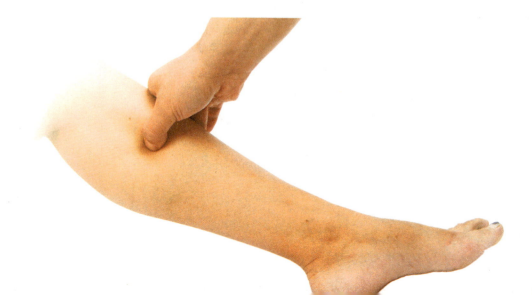

病理反应，适当地刺激这些经络穴位，可调动人体内在的抗病能力，泄其有余而补其不足，恢复阴阳的相对平衡，从而达到治疗疾病的目的，所以《灵枢·经脉》篇说："经脉者，所以能决生死，处百病，调虚实，不可不通。"

　　本书以十四经脉为纲，详细介绍了单穴的定位、日常保健按摩、功效主治及刮痧、拔罐等。无论是日常养生保健，还是缓解身体不适及治疗疾病，都可以根据书中介绍的穴位和手法，不用打针、吃药，减少花费，为自己、家人以及亲戚朋友进行最方便、无创伤的养生保健。一书在手，全身十四条经脉及所属362个腧穴全掌握，用最简、便、廉、效的自然疗法祛百病。

编　者

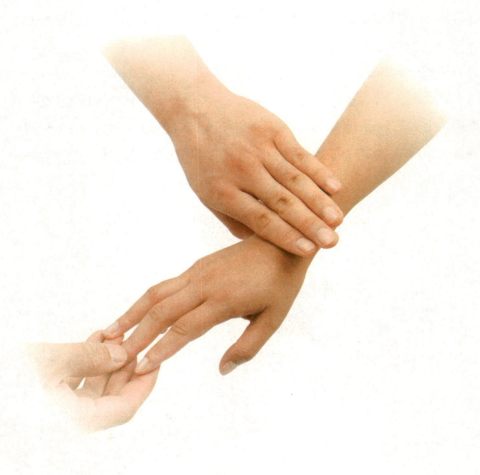

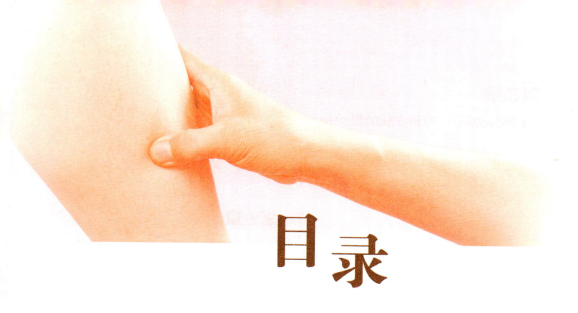

目录

绪论

经穴畅通　百病不生

一、人体自有天然药库——认识经络腧穴 /2
经络：健康的守护神　　　　　　　　/2
穴位：最好的"保健医生"　　　　　　/5
取穴有方——用身体做尺子　　　　　/6
二、快速打通经络的3种妙法　　　/8
按摩法
　　——作用皮肤通经络，周身顺畅百病消/8
刮痧法
　　——清除代谢废物，让身心清爽健康 /10
拔罐法
　　——深入腠理导气血，扶正祛邪保健康/11

第一章

手太阴肺经：人体内的宰相

经脉概况　　　　　　　　　　　/14
经脉循行　　　　　　　　　　　　/14
主要病候　　　　　　　　　　　　/14
主治概要　　　　　　　　　　　　/14
经穴歌诀　　　　　　　　　　　　/15

循行歌诀　　　　　　　　　　　　/15
肺经是起跑线　　　　　　　　　　/15
寅时值班的宰相　　　　　　　　　/15
保养时间和方法　　　　　　　　　/16
穴位按摩保健　　　　　　　　　/16
中府 / 通肺经，治咳嗽　　　　　　/16
云门 / 消气解闷，治咳嗽　　　　　/17
天府 / 缓解过敏性鼻炎　　　　　　/17
侠白 / 缓解肋间神经痛　　　　　　/17
尺泽 / 补肾养肺的养生要穴　　　　/18
孔最 / 止血戒烟要穴　　　　　　　/18
列缺 / 补肺益肾要穴　　　　　　　/18
经渠 / 理气降逆，治咳嗽　　　　　/19
太渊 / 调理肺功能特效穴　　　　　/19
鱼际 / 润肺化痰，治咳血　　　　　/19
少商 / 感冒咽痛不再烦　　　　　　/20
刮痧拔罐保健　　　　　　　　　/20
顺刮手太阴肺经　　　　　　　　　/20
刮拭少商　　　　　　　　　　　　/20
刮拭中府、尺泽、太渊、少商　　　/21
刺络拔罐孔最　　　　　　　　　　/21

第二章
手阳明大肠经：肺和皮肤的保护神

经脉概况 /22
经脉循行 /22
主要病候 /22
主治概要 /22
经穴歌诀 /23
循行歌诀 /23
大肠经也能防百病 /23
卯时值班的清洁工 /24
保养时间和方法 /24
穴位按摩保健 /25
商阳 / 调节消化功能，加快新陈代谢 /25
二间 / 清热消肿 /25
三间 / 牙痛从此不眷顾 /26
合谷 / 清热止痛急救穴 /26
阳溪 / 补阳气、提精神要穴 /26
偏历 / 龋齿牙痛特效穴 /27
温溜 / 祛除体内寒邪 /27
下廉 / 调理肠胃，治目痛 /27
上廉 / 通经络，利关节 /28
手三里 / 润化脾燥，治腹泻 /28
曲池 / 疏风清热要穴 /28
肘髎 / 颈椎病的特效穴 /29
手五里 / 止咳化痰，治臂痛 /29
臂臑 / 清热理气，瘦手臂 /29
肩髃 / 防治肩周炎要穴 /30
巨骨 / 理气化痰的特效穴 /30
天鼎 / 治呃逆特有效 /30
扶突 / 止咳平喘有奇效 /31
口禾髎 / 疏风利窍，治鼻病 /31
迎香 / 治疗各种颜面疾患的要穴 /31

刮痧拔罐保健 /32
刮拭曲池至合谷段 /32
刮拭扶突至合谷段 /32
刺拔大肠经上的穴位 /32
拔罐曲池 /32

第三章
足阳明胃经：胃肠功能的庇护者

经脉概况 /34
经脉循行 /34
主要病候 /34
主治概要 /35
经穴歌诀 /35
多气多血的勇士 /35
保养时间和方法 /36
穴位按摩保健 /36
承泣 / 清热泻火，预防黑眼圈 /36
四白 / 明目美白穴 /37
巨髎 / 美化脸部曲线 /37
地仓 / 治口㖞、流涎特效穴 /37
大迎 / 祛风消肿，利口齿 /38
颊车 / 面部按摩轮廓美 /38
下关 / 护耳止痛用此穴 /38
头维 / 让你的头发更秀美 /39
人迎 / 调气补气，缓解咽喉痛 /39
水突 / 治咽喉疾病的要穴 /39
气舍 / 止咳平喘化痰特有效 /40
缺盆 / 人体内健康的"聚宝盆" /40
气户 / 胸胀理当找此穴 /40
库房 / 健美乳房，治气喘 /41
屋翳 / 胸胁胀痛特效穴 /41
膺窗 / 理气宽胸丰胸穴 /41
乳中 / 促进消化按此穴 /42

乳根 / 丰胸下乳	/42	拔罐内庭	/53
不容 / 和胃理气，治腹部胀满	/42	拔罐足三里	/53
承满 / 一按止胃痛	/43		
梁门 / 消化不良特效穴	/43		

第四章

足太阴脾经：治疗一切慢性病的关键

关门 / 消食导滞有效穴 /43	**经脉概况** /54
太乙 / 缓解胃疼腹胀 /44	经脉循行 /54
滑肉门 / 消除肚脐周围脂肪 /44	主要病候 /54
天枢 / 理气行滞，助消化 /44	主治概要 /54
外陵 / 和胃理气，治痛经 /45	经穴歌诀 /55
大巨 / 长按能壮阳 /45	循行歌诀 /55
水道 / 利水通淋，治疝气 /45	脾经出现问题的表现 /55
归来 / 调经助孕的特效穴 /46	保养时间和方法 /56
气冲 / 长按暖腿脚 /46	**穴位按摩保健** /56
髀关 / 舒筋活络，强腰膝 /46	隐白 / "妇科御医" /56
伏兔 / 祛寒湿，利腰膝 /47	大都 / 补钙奇穴 /57
阴市 / 强腰膝，散寒湿 /47	太白 / 健脾要穴 /57
梁丘 / 调理脾胃，治血尿 /47	公孙 / 健脾益胃，治泄泻 /57
犊鼻 / 祛风湿，利关节 /48	商丘 / 脾脏排毒要穴 /58
足三里 / 长寿大穴 /48	三阴交 / 女性朋友的"健康益友" /58
上巨虚 / 治疗腹泻的常用穴 /48	漏谷 / 擅于健脾，治肠鸣 /58
条口 / 缓痉止痛，治转筋 /49	地机 / 健脾渗湿，调理月经 /59
下巨虚 / 理肠胃，清湿热 /49	阴陵泉 / 健脾利水，通利三焦 /59
丰隆 / 化痰强穴 /49	血海 / 补血养血，治经闭 /59
解溪 / 降胃火，止头痛 /50	箕门 / 调下焦，健脾利水 /60
冲阳 / 暖胃护胃 /50	冲门 / 理血，调下焦 /60
陷谷 / 治浮肿 /50	府舍 / 调气散结，治腹痛 /60
内庭 / 治消化不良 /51	腹结 / 行气血，调脏腑 /61
厉兑 / 治呕穴 /51	大横 / 健脾利湿，助消化 /61
刮痧拔罐保健 /52	腹哀 / 助消化，治痢疾 /61
刮拭足三里至丰隆段 /52	食窦 / 改善各种胃炎，调理脾病 /62
刮拭足三里至下巨虚段 /52	天溪 / 丰胸要穴 /62
刮拭髀关至丰隆段 /52	
刮拭承满至天枢段 /53	

胸乡 / 理气宽胸，治胸痛	/62	主要病候	/66
周荣 / 生发脾气，降气止咳	/63	主治概要	/66
大包 / 改善关节疼痛	/63	经穴歌诀	/67
刮痧拔罐保健	/64	循行歌诀	/67
刮拭阴陵泉至公孙段	/64	调节心脏节奏	/67
拔罐腹结、大横	/64	午时值班的君主	/67
拔罐商丘	/64	保养时间和方法	/68
拔罐血海、三阴交	/64	**穴位按摩保健**	/68
拔罐阴陵泉	/65	极泉 / 强健心脏，缓解胸闷	/68

第五章
手少阴心经：攸关生死的经络

经脉概况	/66
经脉循行	/66

青灵 / 宽胸宁心，治目黄 /69
少海 / 益心安神有奇效 /69
灵道 / 有效防治诸心痛 /69
通里 / 调心脉，清心火 /70
阴郄 / 沟通心肾，除心烦 /70
神门 / 治失眠，防老年痴呆 /70
少府 / 安全有效的"清心丸" /71
少冲 / 宁心清脑又开窍 /71
刮痧拔罐保健 /72
刮拭通里至神门段 /72
刮拭阴郄至通里段 /72
刮拭少海至神门段 /73
拔罐神门 /73

第六章
手太阳小肠经：心脏健康的晴雨表

经脉概况	/74
经脉循行	/74
主要病候	/74
主治概要	/74
经穴歌诀	/75
循行歌诀	/75
未时值班的工人	/75
疾病在小肠经上的表现	/76

保养时间和方法	/76
穴位按摩保健	**/76**
少泽 / 摆脱神经性头痛	/76
前谷 / 明目聪耳，治耳鸣	/77
后溪 / 泻心火，壮阳气	/77
腕骨 / 要想颈椎安，常把腕骨按	/77
阳谷 / 让你青春不老	/78
养老 / 专治老年症	/78
支正 / 常按可祛青春痘	/78
小海 / 常按脸色红润气色佳	/79
肩贞 / 摆脱肩周炎之苦	/79
臑俞 / 肩臂疼痛的克星	/79
天宗 / 经常按揉能美胸	/80
秉风 / 肩痛不举奇效穴	/80
曲垣 / 疏风止痛，缓解肩周疼痛	/80
肩外俞 / 颈项强急疗效好	/81
肩中俞 / 咳嗽不止有奇效	/81
天窗 / 预防颈椎病的要穴	/81
天容 / 清咽润喉的护嗓穴	/82
颧髎 / 三叉神经痛要穴	/82

听宫 / 用脑过度耳鸣常用穴	/82
刮痧拔罐保健	**/83**
刮拭小肠经	/83
拔罐前谷、后溪	/83
拔罐阳溪、腕骨	/83
拔罐天宗	/84

第七章
足太阳膀胱经：让身体固若金汤的根本

经脉概况	**/85**
经脉循行	/85
主要病候	/85
主治概要	/86
经穴歌诀	/86
十四经脉的卫士	/87
足太阳膀胱经对人体健康的意义	/87
保养时间和方法	/87
穴位按摩保健	**/88**
睛明 / 眼睛明亮的法宝	/88
攒竹 / 治迎风流泪的奇效穴	/88
眉冲 / 感冒头痛鼻塞有奇效	/89
曲差 / 鼻炎鼻塞效果好	/89
五处 / 头痛目眩不求人	/89
承光 / 放松大脑奇效穴	/90
通天 / 揉揉鼻子马上通	/90
络却 / 耳鸣头晕有奇效	/90
玉枕 / 头颈病痛一扫光	/91
天柱 / 提神醒脑，去疲劳	/91
大杼 / 风湿痹症效果好	/91
风门 / 感冒哮喘有奇效	/92
肺俞 / 防过敏性鼻炎有奇效	/92
厥阴俞 / 止咳止呕效果好	/92
心俞 / 治疗咳喘的"小太阳"	/93

督俞 / 理气宽胸效果佳	/93	意舍 / 健脾化湿，治胃病 /104
膈俞 / 促血液流通，增性欲	/93	胃仓 / 理气和中，治水肿 /104
肝俞 / 理气明目，降肝火	/94	肓门 / 消痞，治便秘 /105
胆俞 / 肋间神经痛的奇效穴	/94	志室 / 防治各种前列腺疾病 /105
脾俞 / 养脾调胃，助饮食	/94	胞肓 / 通利二便，治肠鸣 /105
胃俞 / 防治胃病有效穴	/95	秩边 / 腰骶痛病的钥匙 /106
三焦俞 / 治疗糖尿病效果佳	/95	合阳 / 治肩背痛的特效穴 /106
肾俞 / 强壮肾气，治阳痿	/95	承筋 / 抽筋的特效穴 /106
气海俞 / 调理气血，治腰疼	/96	承山 / 有效的"解气穴" /107
大肠俞 / 擅疗坐骨神经痛	/96	飞扬 / 常按此穴健步如飞 /107
关元俞 / 尿频遗尿奇效穴	/96	跗阳 / 舒筋退热，治腿肿 /107
小肠俞 / 防治早泄效果佳	/97	昆仑 / 安神清热，治脚肿 /108
膀胱俞 / 治疗遗精遗尿有奇效	/97	仆参 / 舒经活络，治足跟痛 /108
中膂俞 / 补肾阳，治泄泻	/97	申脉 / 常按治失眠、头痛、眩晕 /108
白环俞 / 温补下元，治遗尿	/98	金门 / 安神开窍，治头痛 /109
上髎 / 阴挺阳痿有奇效	/98	京骨 / 清热安神，治目翳 /109
次髎 / 痛经带下疗效佳	/98	束骨 / 常按常揉降血压 /109
中髎 / 治疗便秘效果佳	/99	足通谷 / 清热止痉，治目眩 /110
下髎 / 腹痛带下疗效好	/99	至阴 / 纠正胎位的奇效穴 /110
会阳 / 治疗痔疮有奇效	/99	**刮痧拔罐保健** /111
承扶 / 强化阴道收缩力	/100	刮拭膀胱经 /111
殷门 / 治疗腰背疼效果佳	/100	拔罐膀胱经膈俞至大肠俞段 /111
浮郄 / 舒筋利节，治麻木	/100	
委阳 / 益气补阳，治腰腿痛	/101	

第八章

足少阴肾经：关乎你一生幸福的经络

委中 / 解除腰背酸痛的奇效穴 /101	**经脉概况** /112
附分 / 肩膀酸痛特效穴 /101	经脉循行 /112
魄户 / 肺痨气喘疗效好 /102	主要病候 /112
膏肓 / 一动消百病 /102	主治概要 /112
神堂 / 胸闷气喘疗效佳 /102	经穴歌诀 /113
譩譆 / 疟疾热病用此穴 /103	循行歌诀 /113
膈关 / 宽胸利膈，治胸闷 /103	抗衰老的专家 /113
魂门 / 肝脏保养特效穴 /103	
阳纲 / 散热降火 /104	

提高智力	/114
提高生殖能力	/114
保养时间和方法	/114
穴位按摩保健	**/114**
涌泉／人体长寿大穴	/114
然谷／健脾开胃的"大功臣"	/115
太溪／强身健体补肾要穴	/115
大钟／强腰壮骨的要穴	/115
水泉／清热益肾的关键穴	/116
照海／快速摆平失眠的神奇穴	/116
复溜／补肾益阴，治盗汗	/116
交信／调理女子月经的"专家"	/117
筑宾／补肾排毒要穴	/117
阴谷／帮你解决"难言之隐"	/117
横骨／有效治疗前列腺疾病	/118
大赫／补肾又能去湿热	/118
气穴／解决男女生殖疾病	/118
四满／调经止带要穴	/119
中注／行气调经促消化	/119
肓俞／腹痛绕脐奇效穴	/119
商曲／泄泻便秘奇效穴	/120
石关／脾胃虚弱疗效好	/120
阴都／治愈胃痛的特效穴	/120
腹通谷／胃痛呕吐要穴	/121
幽门／腹胀腹泻双调节	/121
步廊／气喘胸痛有奇效	/121
神封／止咳丰胸穴	/122
灵墟／咳嗽痰多奇效穴	/122
神藏／胸闷胸痛奇效穴	/122
彧中／止咳平喘有奇效	/123
俞府／理气降逆，治气喘	/123
刮痧拔罐保健	**/123**
刮拭三阴交至太溪段	/123

刮拭三阴交至涌泉	/124
拔罐涌泉	/124
拔罐太溪	/125
拔罐太溪、照海	/125
拔罐大赫	/125

第九章

手厥阴心包经：为心脑血管保驾护航

经脉概况	**/126**
经脉循行	/126
主要病候	/126
主治概要	/126
经穴歌诀	/127
循行歌诀	/127
情绪与脏腑的关系	/127
心包经与心脏的关系	/128
保养时间和方法	/128
穴位按摩保健	**/128**
天池／女性宝穴	/128
天泉／缓解胸闷效果佳	/129
曲泽／可除去胸闷病	/129
郄门／治疗心绞痛有奇效	/129
间使／治疗热病的奇效穴	/130
内关／心脏的保健要穴	/130
大陵／清泻心火，除口气	/130
劳宫／强健心脏常用穴	/131
中冲／急救常用穴	/131
刮痧拔罐保健	**/132**
刮拭心包经	/132
刺拔曲泽	/132
拔罐内关	/133

第十章

手少阳三焦经：人体健康的总指挥

经脉概况 /134

经脉循行 /134

主要病候 /134

主治概要 /134

经穴歌诀 /135

循行歌诀 /135

三焦的功能 /135

亥时值班的大禹 /136

保养时间和方法 /136

穴位按摩保健 /136

关冲 / 手上的祛火点 /136

液门 / 人体最神奇的消炎穴 /137

中渚 / 头晕眼花的奇效穴 /137

阳池 / 手足冰冷的克星 /137

外关 / 瞬间恢复听力的"聪耳神穴" /138

支沟 / 便秘宿便者的救星 /138

会宗 / 预防耳聋耳鸣的要穴 /138

三阳络 / 主治头面五官疾病 /139

四渎 / 治疗咽喉肿痛有特效 /139

天井 / 睑腺炎的特效穴 /139

清冷渊 / 心里烦躁的解忧药 /140

消泺 / 清热活络，治臂痛 /140

臑会 / 胸闷气短的克星 /140

肩髎 / 肩周炎特效穴 /141

天髎 / 胸中烦满要穴 /141

天牖 / 治头晕耳鸣有奇效 /141

翳风 / 偏头疼的奇效穴 /142

瘈脉 / 小儿惊风的特效穴 /142

颅息 / 治耳痛耳鸣要穴 /142

角孙 / 白内障特效穴 /143

耳门 / 改善耳鸣要穴 /143

耳和髎 / 头重病特效穴 /143

丝竹空 / 头痛头晕特效穴 /144

刮痧拔罐保健 /144

刮拭天牖至阳池段 /144

刮拭支沟至阳池段 /144

拔罐液门、中渚 /145

拔罐支沟穴 /145

第十一章

足少阳胆经：排解积虑的先锋官

经脉概况 /146

经脉循行 /146

主要病候 /146

主治概要 /147

经穴歌诀 /147

循行歌诀	/147	环跳 / 下肢不适者找它	/158
子时值班的法官	/148	风市 / 半身不遂必选要穴	/158
保养时间和方法	/148	中渎 / 通经祛寒，治麻木	/159

穴位按摩保健 /148

瞳子髎 / 治眼病，祛除鱼尾纹	/148	膝阳关 / 膝关节疼痛要穴	/159
听会 / 身体自带的耳鸣药	/149	阳陵泉 / 强健腰膝，治脚气	/159
上关 / 常按预防视力减退	/149	阳交 / 胸胁胀满疼痛要穴	/160
颔厌 / 祛风镇惊，治眩晕	/149	外丘 / 疏肝理气，治颈痛	/160
悬颅 / 偏头痛的奇效穴	/150	光明 / 常按防治老花眼	/160
悬厘 / 偏头痛的终结者	/150	阳辅 / 腰下肢疼痛的止痛穴	/161
曲鬓 / 口噤不开奇效穴	/150	悬钟 / 清热泻火，治痴呆	/161
率谷 / 偏头疼的克星	/151	丘墟 / 人体自带的消炎穴	/161
天冲 / 牙龈肿痛特效穴	/151
浮白 / 治疗白发的特效穴	/151
头窍阴 / 平肝镇痛，治耳病	/152
完骨 / 治疗落枕的特效穴	/152
本神 / 延缓老年痴呆	/152
阳白 / 能使皮肤变白皙	/153
头临泣 / 安神定志，治头痛	/153
目窗 / 远视近视的奇效穴	/153
正营 / 疏风止痛，治头晕	/154
承灵 / 通利官窍，治鼻病	/154
脑空 / 降浊升清，治惊悸	/154
风池 / 提神醒脑，治风病	/155
肩井 / 颈肩酸痛的救星	/155
渊腋 / 心绞痛发作的自救穴	/155
辄筋 / 胸闷喘息的有效穴	/156
日月 / 胆部疾病疗效好	/156
京门 / 强身壮腰，治肾炎	/156
带脉 / 调经止带能瘦腰	/157
五枢 / 妇科疾病的克星	/157
维道 / 妇科疾病要穴	/157
居髎 / 治腰腿痹痛要穴	/158

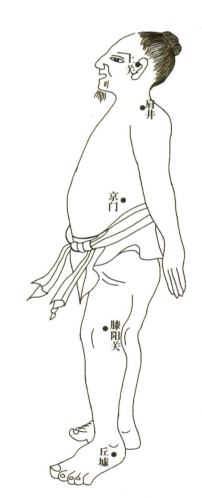

足临泣 / 祛风泻火，清头目	/162	阴包 / 适合治"肝火旺"	/172
地五会 / 清热解毒，治乳腺炎	/162	足五里 / 通利小便效果好	/172
侠溪 / 祛风止痛，治耳聋	/162	阴廉 / 常灸常按调经助孕	/172
足窍阴 / 清热息风，治多梦	/163	急脉 / 常按防治静脉曲张	/173
刮痧拔罐保健	/163	章门 / 利肝健脾促消化	/173
刮拭风池至肩井段	/163	期门 / 消除胸胁胀痛的顺气穴	/173
刮拭阳陵泉至丘墟段	/164	**刮痧拔罐保健**	/174
刮拭环跳至悬钟段	/164	刮拭章门	/174
刺拔阳白	/164	刮拭期门	/174
拔罐带脉	/164	拔拭中封	/174
拔罐阳陵泉	/165	拔罐期门	/175
		拔罐期门、章门	/175

第十二章
足厥阴肝经：护卫身体的大将军

经脉概况	/166
经脉循行	/166
经脉病候	/166
主治概要	/166
经穴歌诀	/167
循行歌诀	/167
肝主疏泄	/167
肝藏血	/168
丑时值班的大将军	/168
保养时间和方法	/168
穴位按摩保健	/169
大敦 / 不抱怨不生气的养肝穴	/169
行间 / 消除肝脏郁结的去火穴	/169
太冲 / 还你一个好心情	/170
中封 / 治黄疸遗精效果佳	/170
蠡沟 / 疏肝祛湿，止阴痒	/170
中都 / 固冲止崩，治恶露不尽	/171
膝关 / 膝部肿痛的奇效穴	/171
曲泉 / 护膝要穴	/171

第十三章
督脉：统领一身阳经之总督

经脉概况	/176
经脉循行	/176
经脉病候	/176
主治概要	/176
经穴歌诀	/177
循行歌诀	/177
督脉的保养方法	/177
穴位按摩保健	/178
长强 / 肛周瘙痒症特效穴	/178
腰俞 / 补益肾气腰不疼	/178
腰阳关 / 遗精、阳痿不复返	/179
命门 / 延缓衰老，推迟更年期	/179
悬枢 / 助阳健脾，治腰腹痛	/179
脊中 / 壮阳益气，治腿痛	/180
中枢 / 健脾清热，治胃痛	/180
筋缩 / 通络止痉，治背痛	/180
至阳 / 缓解心慌胸闷的宽心穴	/181
灵台 / 治疗忧郁失眠的养心穴	/181

神道 / 泻热宁神安心穴	/181
身柱 / 人体的强壮穴	/182
陶道 / 让你精神愉悦的特效穴	/182
大椎 / 我们身体里的"小太阳"	/182
哑门 / 中风不语的特效穴	/183
风府 / 颈项强痛疗效好	/183
脑户 / 头重头痛去找它	/183
强间 / 清头散风，治头痛	/184
后顶 / 快速止痛的特效穴	/184
百会 / 健脑降压很轻松	/184
前顶 / 头病勿忘去找它	/185
囟会 / 最擅开窍醒神	/185
上星 / 有效缓解眼疲劳	/185
神庭 / 安神醒脑特效穴	/186
素髎 / 低血压的特效穴	/186
水沟 / 昏迷急救之要穴	/186
兑端 / 清热定惊要穴	/187
龈交 / 专治口臭的特效穴	/187
印堂 / 前额疼痛特效穴	/187
刮痧拔罐保健	**/188**
刮拭背部督脉	/188
刺络拔罐大椎	/188

第十四章

任脉：承载人类生养之根本

经脉概况	**/189**
经脉循行	/189
经脉病候	/189
主治概要	/189
经穴歌诀	/190
循行歌诀	/190
保证任脉通畅缓解衰老进程	/190
任脉的保养方法	/191
穴位按摩保健	**/191**
会阴 / 性功能要穴	/191
曲骨 / 治前列腺炎，通小便	/192
中极 / 男科女科病的常用穴	/192
关元 / 补虚温阳特效穴	/192
石门 / 健肾固精，治水肿	/193
气海 / 人体生命功力的"元阳之本"	/193
阴交 / 腹痛泄泻经常揉	/193
神阙 / 增强胃动力	/194
水分 / 健脾理气，瘦腰腹	/194
下脘 / 经常按压能排毒	/194
建里 / 体虚温补要穴	/195
中脘 / 健胃奇穴	/195
上脘 / 防治消化系统病症的要穴	/195
巨阙 / 心烦心悸奇效穴	/196
鸠尾 / 晕车晕船奇效穴	/196
中庭 / 噎嗝呕吐奇效穴	/196
膻中 / 梳理胸中闷气	/197
玉堂 / 治乳房肿痛疗效好	/197
紫宫 / 宣肺祛痰效果佳	/197
华盖 / 理气宽胸，治咽肿	/198
璇玑 / 宽胸利肺，治胃积	/198

天突 / 治疗哮喘特效穴	/198	膝关节痛	/204
廉泉 / 口舌生疮效果佳	/199	腰背痛	/204
承浆 / 延缓衰老养生穴	/199	神经衰弱	/205
刮痧拔罐保健	/200	失眠	/205
刮拭胸部正中线任脉天突到膻中段	/200	心悸	/205
拔罐神阙	/201	眩晕	/206

附录
常见病按摩疗法

		偏头痛	/206
		感冒	/206
		咳嗽	/207
		胃痛	/207
颈椎病	/202	腹痛	/207
肩周炎	/202	慢性腹泻	/208
手臂疼痛	/203	便秘	/208
腰肌劳损	/203	高血压	/208
腕关节扭伤	/203		
踝关节扭伤	/204		

璇玑　俞府　气户云门
华盖　　　库房中府
紫宫　神藏　屋翳
　　　　　膺窗
玉堂　灵墟　　胸乡
　　　　　　　周荣
膻中　神封
　　　　　乳中 天溪　　天泉
　　　　　　　　　

中庭
鸠尾　步廊
　　　　　不容 食窦
巨阙 幽门
　　　　　不容期门
上脘 通谷
　　　　　承满日月
中脘 阴都
　　　　　梁门
建里 石关
　　　　　关门　腹哀 　　　　青灵 曲泽 尺泽
下脘 商曲
　　　　　太乙
水分
　　　　　滑肉门　大横
神阙 肓俞
　　　　　天枢 腹结
阴交 中注
　　　　　外陵
气海 四满
　　　　　大巨
石门 气穴
　　　　　水道　五枢
　　　　　　　　维道　　　　　　郄门
中极 大赫
　　　　　归来
曲骨 横骨
　　　　　气冲　　冲门　　　　　　间使
　　　　　　　　居髎　　　　　　内关
子宫　　　　　　　　　　　　　　列缺
　　　　　　　　　　　　　　　　　大陵

急脉
阴廉

绪论

经穴畅通　百病不生

一、人体自有天然药库——认识经络腧穴

经络：健康的守护神

2500年前，中国诞生了第一部医学巨著——《黄帝内经》。在这部典籍中，一个重要的概念贯穿于全书，那就是经络。经络是经脉和络脉的总称，古人发现人体上有一些纵贯全身的路线，称之为经脉；又发现这些大干线上有一些分支，在分支上又有更细小的分支，古人称这些分支为络脉，"脉"是这种结构的总括概念。《黄帝内经》里对人体经络的作用倍加推崇，其有言经络是"人之所以生，病之所以成，人之所以治，病之所以起"的根本。就是说人生下来、活下去、生病、治病都有赖于经络。如果把人体看成是一个个器件的有机组合，经络就是串引这些组合的丝线，而穴位则是这些组合的结点。从经穴的角度来看，人体中"正经"的经络有十二条（实际上，左右对称共有二十四条）。加上身体前正中央有一条"任脉"，后正中央有一条"督脉"，这十四条经络上所排列着的人体穴道，称为"正穴"，全部共有362处。

联系内外，网络全身

经络系统由主体部分（十二经脉、奇经八脉、经别、络脉）、内属部分（属络脏腑）和外连部分（经筋、皮部）组成，是人体气血运行的主要通道，也是连接人体各个部分的基本途径。人体的脏腑、器官、皮毛、孔窍、肌肉、筋腱、骨骼等，就是依靠经络的沟通和联结而成为一个有机的整体。

经络系统外行于体表，内属于脏腑，纵横交错，沟通表里，贯穿上下，通过多种通路和途径将机体上下、左右、前后各个部分，以及脏与脏、腑与腑、脏与

腑之间，脏腑与体表，体表与脏腑，官窍、皮肉、筋腱和骨骼之间紧密地联系在一起。

其具体联系通路有以下一些特点：十二经脉和十二经别，着重在体表与脏腑以及脏腑之间的联系；十二经脉和十五络脉，着重在体表与体表，以及体表与脏腑之间的联系；十二经脉通过奇经八脉，加强经与经之间的联系；十二经脉的标本、气街和四海，则加强人体前后腹背和头身上下的分段联系。

正如《灵枢·海论》所说："夫十二经脉者，内属于府藏，外络于支节。"脏腑居于内，支节居于外，其间是通过经络系统相联系。经络系统是以头身的四海（髓海、血海、气海和水谷之海）为总纲，以十二经脉为主体，分散为三百六十五络遍布于全身，将人体各部位紧密地联系起来，使有机体各部分之间保持着完整和统一。

运行气血，协调阴阳

《灵枢·本藏》论经络的作用是："行血气而营阴阳，濡筋骨，利关节。"经气推动气血在经脉中的运行，约束气血的运行轨道，调节气血的容量，对全身脏腑气血阴阳的协调平衡起着总领的作用。没有经络系统对全身的维系、协调和平衡，就不可能有有机体正常的生命运动。

1. 运行气血

运行气血的功能，首先取决于"宗气"。《灵枢·邪客》说："宗气积于胸中，出于喉咙，以贯心脉而行呼吸。"《黄帝内经太素》"心脉"作"心肺"，可知宗气是总括心肺的活动功能。《灵枢·五十营》说的："呼吸定息，气行六寸。"意指一呼一吸，脉气可运行六寸，这是就呼吸与经脉运行的关系进行讨论，脉气的宗主即称宗气。

其次取决于出自"脐下、肾间"的"元气"。《难经·八难》指出，"脐下、肾间动气"是"五脏六腑之本，十二经脉之根"。经络的功能活动表现称为"经气"，经气来源于真气，真气来自先天之元气，又依赖后天水谷精微之气的不断充养，是人体生命活动最根本的动力。元气与胸内的膻中，一上一下，分别称为上下气海。

此外，产生于中部的营气和卫气，依赖于饮食，由"水谷之气"转化而成，营气运行于经脉之中，起濡养全身的作用，并变化为血液；卫气寓布到经脉之外，起保卫全身的作用，抵抗病邪的侵犯，并有调节体温、管理汗液分泌、充实皮肤和温煦肌肉等功能。

由于宗气和元气的参与和推动，"内溉脏腑，外濡腠理"（《灵枢·脉度》），从而使体内的脏腑和体表的五官七窍、皮肉筋骨，均能息息相通，协调一致。

2. 营阴阳

营阴阳除指经络气血营运全身，濡养所有器官组织外，还有"协调阴阳"的意义。如人体内外、上下、左右、前后、脏腑、表里之间，不仅由于经脉的联系使生命有机体的各个部分相互联系，而且由于阴阳的相互协调，相互促进，相互制约，使气血盛衰、机能动静保持正常节律，从而使机体成为统一、协调而稳定，并与外部环境息息相关的有机整体。这是经络在正常生理上的主要功能。

抗御病邪，反应证候

经络的功能活动表称为"经气"。经气不仅表现为"行气血、营阴阳"，还表现为经络的"反应性"和"传导性"。在疾病状态下，经络的反应性和传导性表现为抵御外邪、传入疾病和反应疾病。

1. 抗御病邪

经络内联脏腑，外络肢节，网络周身，当人体正气充足时，经脉之气就能一马当先，奋起抵御外邪的入侵；而当人体正气不足，抵抗力下降时，经络便会成为疾病的传入通路。邪气（致病因素）侵入人体，通过经络的传导由表向里，由浅入深，传入内脏，并且还会通过经络系统影响到人体的其他部分。

2. 反应证候

脏腑病变有时也会通过经络传出体表，在体表某些部位出现压痛、结节、隆起、凹陷、充血等反应，这类反应常可用以帮助诊断有关内脏的疾病，因此经络又有诊断疾病的作用。

经络反应证候，可分局部的、一经的、数经的和整体的。

一般来说，经络气血阻滞而不通畅，就会造成有关部位的疼痛或肿胀；气血郁积而化热，则出现红、肿、热、痛，这些都属经络的实证。如果气血运行不足，就会出现病变部位麻木、肌肤痿软及功能减退等，这些都属经络的虚证。

关于十二经脉、奇经八脉、络脉、经筋等各有所属病症，是各经络所反映的证候，同时又是该经络穴位所能主治的适应证，两者是一致的。由此可以理解，运用针灸、按摩、艾灸等治法激发了经气和经络本身抗御病邪的功能，从而疏通经脉，通行周身，调节阴阳平衡，促使人体功能活动向正常状态恢复。

绪论 经穴畅通 百病不生

传导感应，调节虚实

针灸、按摩、气功等方法之所以能防病治病，正是基于经络具有传导感应和调节虚实的作用。

1. 经气与神气

与经络密切相关的气有元气、宗气、营气、卫气，行于经络则概称为"经气"，这是将"经"与"气"紧密结合起来说明经络的多种功能。

经气所表现出来的生命现象又称做"神气"，经络所属的腧穴就是"神气之所游行出入"之所在（《灵枢·九针十二原》）。《黄庭内景经》说"泥丸、百节皆有神"，意思是脑及全身百节都有神气活动。针刺中的"得气""行气"等感觉现象说的"气"，与"神"是密切相关的，所谓"气行则神行，神行则气行"（《灵枢集注·行针》），故经络传导感应的功能又可说是"神气"的活动。

"神"与脑有关，后人所称"脑为元神之府"（《本草纲目》辛夷条），在《灵枢·本神》里主要把它说成与"心"和"脉"有关，"心藏神，脉舍神"以及"心怵惕思虑则伤神"等。从"脉舍神"的意义来理解，可见经络与神气活动是直接结合在一起的。

2. 调节虚实

经络的调节虚实功能是以正常情况下的协调阴阳作为基础，针灸、按摩等治法就是通过适当的穴位和运用适度的刺激方法激发经络本身的功能，调节机体失常的机能使之趋向平衡，"泻其有余，补其不足，阴阳平复"（《灵枢·刺节真邪》）。当疾病表现为"实"时，选取适当腧穴、采用不同针刺艾灸方"泻"其有余，"补"其不足，从而达到体内平衡。

穴位：最好的"保健医生"

穴位是什么呢？如果说经络是气血运行传输的通道，是一条条线，那么，穴位就是气血停留汇聚的地方所形成的一个个点。

人体的健康与疾病，通常都会通过其相对应的穴位做出一定程度的反应和提示。例如，当你感到大脑疲劳时，太阳穴往往会出现重压或胀痛的感觉；当你患了风寒感冒时，按压风池穴处就会有刺痛的感觉；背部心俞穴、肺俞穴处若发生剧烈疼痛，则往往提示胸腔器官存在心肺或其他相关疾病的可能，这些都是与中医的经络穴位有关的。

再比如，位于脚底的"涌泉穴"，是全身腧穴的最下部（处于人体足前部凹陷处第二与第三趾缝纹头端与足跟连线的前1/3处），尽管低调地被你踩在脚下，但绝不可小看它，其对养生有特效作用。关于此，在《黄帝内经》中记载："肾出于涌泉，涌泉者足心也。"有的人咳嗽不止，吃什么药好像都不管用，如果晚上在涌泉穴处按摩几分钟，再用蒜头敷养几小时，往往可以收到止咳的奇效，为什么能将那些你"禁不住"的咳嗽消除呢？这是因为肺和气管的伤害被经脉"修复"了的缘故。经穴的养生作用不是单一的，有时候需要多个穴位的配合与协调。所以，一穴有多用、多穴治同病，都是惯用的手法。

人体中，很多穴位都可以用来滋养我们的脏腑，使其正常地进行工作。如按摩足三里可以健脾和胃，按摩大都穴可以增强人的消化能力；按摩心俞穴可以养心安神，按摩内关穴可以保养我们的心脏；按摩肺俞穴可以驱除肺部的疾病；按摩肝俞穴可以疏肝理气、养血明目；按摩胆俞穴可以消除各种胆病等。为了健康，我们不要等到体内的脏腑出现不适时才想到这些穴位，休闲之时，工作之余，动动你的双手，你就会收获一份意想不到的健康之礼。

取穴有方——用身体做尺子

正确取穴对艾灸、拔罐、按摩、刮痧疗效的影响很大，因此，准确地选取腧穴，也就是腧穴的定位，一直为历代医家所重视。

1. 骨度分寸法

骨度分寸法，始见于《灵枢·骨度》篇，是以骨节为主要标志测量周身各部的大小、长短，并依其比例折算尺寸作为定穴标准的方法。不论男女、老少、高矮、肥瘦都是一样。如腕横纹至肘横纹作12寸，也就是将这段距离划成12等分，取穴就以它作为折算的标准。常用的骨度分寸法见图1。

2. 手指比量法

以患者手指为标准来定取穴位的方法，又称"同身寸"。由于生长规律的缘故，人类机体的各个局部间是相互关联的。由于选取的手指不同，节段也不同，手指比量法可分作以下几种。

中指同身寸法：以患者的中指中节屈曲时内侧两端纹头之间作为1寸，可用于四肢部取穴的直寸和背部取穴的横寸。

拇指同身寸法：以患者拇指指关节的横度作为1寸，亦适用于四肢部的直寸取穴。

绪论 经穴畅通 百病不生

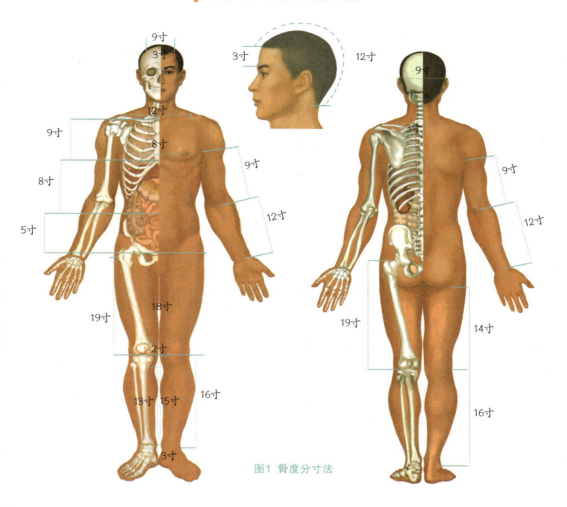

图1 骨度分寸法

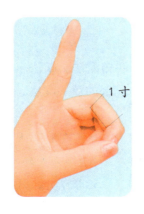

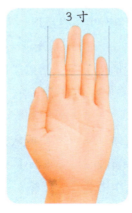

图2 手指比量法

横指同身寸法：亦名"一夫法"，令患者将食指、中指、无名指和小指并拢，以中指中节横纹处为准，四指横量作为3寸。

常用的手指比量法见图2。

3. 体表标志取穴法

以人体表面具有特征的部位作为标志，而定取穴位的方法称为体表标志取穴法，又称自然标志取穴法。体表标志取穴法有两种。

固定标志法：以人体表面固定不移，又有明显特征的部位作为取穴标志的方法，如人的五官、爪甲、乳头、肚脐等作为取穴的标志。

活动标志法：依据人体某局部活动后出现的隆起、凹陷、孔隙、皱纹等作为取穴标志的方法。如曲池屈肘取之。

二、快速打通经络的3种妙法

按摩法——作用皮肤通经络，周身顺畅百病消

按摩是用手在人体上用按、摩、推、拿、揉、捏、掐、打等手法进行治疗。按摩疗法在古代也被称为"按跷""跷引""案杌"等。这是一种自然疗法，通过对经络、穴位的刺激，来达到疏通经络、运行气血、扶正祛邪、调和阴阳的作用。

1. 按法

用手指、手掌、肘或足按压身体某一部位的一种手法。按压的深度可浅到肌肉，也可深达骨骼、关节、内脏。按压的方向要垂直，按压的力度要由轻到重，在有一定的压迫感后持续一段时间，再慢慢放松；也可间歇性地一按一放，有节奏地按压，切忌用迅猛的爆发力，以免产生不良反应。

2. 摩法

用手指或手掌在患者身体的适当部位，给以柔软的抚摩，叫作摩法。摩法多配合按法和推法，有常用于上肢和肩端的单手摩法，以及常用于胸部的双手摩法。

3. 推法

用指、掌、肘部等着力于人体某一个部位或穴位，做前后、上下或左右的推动。推法在应用时所用的力量须由轻而重，根据不同部位决定用力大小。用力大时，作用达肌肉、内脏；用力小时，作用达皮下组织。一般频率50～150次/分，开始稍慢，逐渐加快。推法根据不同的部位和病情，可分为拇指推、手掌推、肘尖推、

拳推。

4. 拿法

用拇指与中指、食指或拇指与其余四指形成弧形（如对拿内关、外关穴），做对称用力、一松一紧的拿按动作，常用于四肢部的穴位。

5. 揉法

用手指或手掌面在身体某个部位做回旋揉动。揉法的作用力一般不大，仅达到皮下组织，但重揉时可以作用于肌肉。频率较慢，50～100次/分，一般是由轻到重，再至轻。此种手法较温和，多在疼痛部位或强手法刺激后使用，也可在放松肌肉、解除局部痉挛时用。操作时手指和手掌应紧贴皮肤，与皮肤之间不能移动。而皮下的组织被揉动，幅度可逐渐扩大。根据按揉的部位不同，可分为拇指揉、大鱼际揉、肘揉、掌揉等。

6. 捏法

在适当部位，利用手指把皮肤和肌肉从骨面上捏起来，叫作捏法。捏法和拿法有某些类似之处，但是拿法要用手的全力，捏法则着重在手指上。拿法用力要重些，捏法用力要轻些。捏法是推拿中常用的基本手法，常常与揉法配合进行。捏法实际包括了指尖的挤压作用，能使皮肤、肌腱活动能力加强，改善血液和淋巴循环。

7. 掐法

是用拇指、中指或食指在身体某个部位或穴位上，做深入并持续的掐压。掐法刺激较强，常用于穴位刺激按摩。操作时用力须由小到大，使其作用由浅到深。掐法用在穴位时，会有强烈的酸胀感，称"得气"反应。掐法也可称为指针法，是以指代针的意思。另与掐法近似的一种指切法，是用一手或两手拇指做一排排轻巧而密集的掐压，边掐边向前推进。这一方法一般用于组织肿胀时，将其向前方推散，而使肿胀散开。

8. 打法

打法又叫叩击法。打法手劲要轻重有准，柔软而灵活，主要用的是双手。常用手法有侧掌切击法、平掌拍击法、横拳叩击法和竖拳叩击法等。

适应证与禁忌证

适应证：扭伤，关节脱位，腰肌劳损，肌肉萎缩，偏头痛，头痛，三叉神经痛，肋间神经痛，股神经痛，坐骨神经痛，腰背神经痛，四肢关节痛[包括肩、肘、腕、膝、踝、指（趾）关节疼痛]，面神经麻痹，肌肉痉挛。其他如神经性呕吐，消化不良症，习惯性便秘，胃下垂，慢性胃炎，失眠，遗精，以及妇女痛经与神经官能症等，都可考虑使用或配合使用按摩手法。

禁忌证：各种急性传染病，急性骨髓炎，结核性关节炎，传染性皮肤病，皮肤湿疹，水火烫伤，皮肤溃疡，肿瘤，以及各种疮疡等症。此外，妇女经期，怀孕五个月以上的孕妇，急性腹膜炎、急性化脓性腹膜炎、急性阑尾炎患者。某些久病过分虚弱的、素有严重心血管病的或高龄体弱的患者，都是禁忌按摩。此外，在过饥、过饱、酗酒或过度疲劳时，也不要做推拿。

刮痧法——清除代谢废物，让身心清爽健康

刮痧以中医经络腧穴理论为指导，通过特制的刮痧器具和相应的手法，蘸取一定的介质，在体表进行反复刮动、摩擦，使皮肤局部出现红色粟粒状或暗红色出血点等"出痧"变化，从而达到活血透痧的作用。还可配合针灸、拔罐、刺络放血等疗法使用，以加强活血化瘀、驱邪排毒的效果。因其简、便、廉、效的特点，临床应用广泛，适合医疗及家庭保健。

首先介绍一下如何拿刮痧板，刮痧板要用手掌握着，治疗时，刮痧板厚的一面对着手掌心，保健时，刮痧板薄的一面对着手掌心。治疗疾病时多用薄面刮拭皮肤，保健多用厚面刮拭皮肤，关节附近穴位和需要点按穴位时多用棱角刮拭。操作时要掌握好角度、速度、力度和方向，促使出痧，缩短刺激时间，控制刺激强度，减少局部疼痛的感觉。

快速见效的刮痧法

1. 刮痧法

刮痧板的方向要有一定程度的倾斜，倾斜方向是朝向刮拭的方向，倾斜的角度一般为45°～90°。在刮身体较平坦且面积较大部位时，刮痧板面的1/2接触到皮肤，这种刮拭方法叫作面刮法，是刮痧法中最常用的。在刮拭肩部和胸部时，利用刮痧板的角部进行刮拭，这叫作角刮法。在刮拭一些软组织或者骨骼、关节的凹陷时，用刮痧板的角垂直向下按压，用力要重，按压片刻后，稍停顿片刻，再下压，多次重复，这叫作点按法。使用刮痧板的角与皮肤成20°夹角按压在穴位上，做柔和的转动，类似于按摩中的揉法，这叫作按揉法。使刮痧板与皮肤垂直，

并用一定的压力进行短距离前后左右的刮拭，这叫作厉刮法，常用于疾病实证的治疗。还可以用刮板轻轻拍打体表皮肤，这叫作拍打法。

2. 撮痧法

还有一些方法是不需要用到刮痧板的，在民间运用非常广泛，撮痧法就是其中一种。撮痧法就是用拇指和食指在选定部位挤、挟、扯、抓，使皮肤呈紫红色的痧痕，适用于印堂穴、太阳穴、胸腹部、颈部等。

3. 挑痧法

用针刺挑病人体表皮肤，同时用双手挤出紫暗色的瘀血，反复5～6次，皮肤会出现紫红色的痧痕。适用于头颈项部、胸腹部、腰背部、腰背部两侧腧穴和委中穴。挑痧的针可以选用专业的三棱针，也可以使用我们日常用的缝衣服针，只要做好消毒就可以了，可以选择用75%的酒精消毒，也可以用火烤一下后使用。此方法在民间流传也很广泛。头痛可以挑痧太阳穴，胃脘痛挑痧中脘穴，腹痛挑痧肚脐两侧，胃、腹、腰痛均可挑痧腰背部腧穴，下肢抽筋挑痧委中穴。

4. 放痧法

刮痧法施治以后会在皮肤表面出现痧痕。此时，用消过毒的三棱针和普通缝衣服的针刺入皮肤，并放出少量的瘀血，这种方法就是放痧法，放痧法常用于肘窝、太阳穴等处的浅表静脉。

适应证与禁忌证

适应证：感冒、头痛、发烧、中暑、消化系统疾病、落枕、肩周炎、腰肌劳损、肌肉痉挛、风湿性关节炎、肥胖等多种疾病。

禁忌证：心功能衰竭、肾功能衰竭、白血病、血小板减少、有出血倾向、肝硬化腹水、全身严重水肿、皮肤有溃烂、损伤、炎症、肿瘤等都不宜用刮痧疗法，大病初愈、重病、气虚血亏及过饱、过饥状态下也不宜刮痧。孕妇的腹部、腰骶部，妇女的阴部禁刮，孩子囟门未合者禁刮。

拔罐法——深入腠理导气血，扶正祛邪保健康

拔罐法又称"角法"，通过物理的刺激和负压人为造成毛细血管破裂瘀血，调动人体干细胞修复功能及坏死血细胞吸收功能，能促进血液循环、激发精气、调理气血，达到提高和调节人体免疫力的作用。当然，拔罐不像针灸那样对穴位

定位要求十分准确，主要是点、线、面结合的问题，通过中医的寒、热、虚、实辨证，选择一些经络所过或经气聚集的部位。

简单易学的拔罐法

1. 留罐法

留罐法是拔罐中最常用的一种方法，又称坐罐法，是将罐吸拔在皮肤上留置一段时间的拔罐法。留罐时间为5～20分钟不等，视患者和疾病的情况以及季节的不同而定。一般夏季及皮肤薄处留罐时间不宜过长。留罐法又有两种形式：一是单罐法，即单罐独用，适用于病变范围或压痛范围小的情况；二是多罐法，即多罐并用，又称为排罐法。罐具一般循肌肤、神经或经脉走行位置。若身体强壮，罐具排列可以紧密些；若身体虚弱，罐具排列稀疏些，此罐法适用于病变范围较广者。

2. 闪罐法

闪罐法是一手执罐，一手用镊子夹住酒精棉球或系有棉团的铁丝，点燃后立即抽出，迅速将罐拔在患者患处，随后立即取下，反复操作，进行十数次乃至数十次，直至皮肤潮红出现瘀斑为止，此法适用于肌肉比较松弛处。

3. 走罐法

走罐法又称推罐法或拉罐法。选择罐口较大、罐口壁较厚且光滑无破损的罐，然后在要拔罐的部位，薄薄涂一层润滑剂，如液状石蜡、凡士林或者其他植物油。采用闪火法或投火法将罐吸拔在皮肤上以后，手握罐底，稍倾斜罐体慢慢来回推移。方向是前、后、左、右，还可以做旋转。反复数次，直至皮肤潮红出现痧。此法适用于身体面积大而平坦、肌肉丰厚结实的部位，如背、腰部。

4. 刺络拔罐法

刺络拔罐法又称为血罐法，是指刺络放血与拔罐配合应用的一种拔罐方法。先用三棱针、梅花针、七星针等，根据病变部位的大小、疾病情况、对出血量的要求，迅速点刺数下或十数下，轻者皮肤出现红晕即可，中度以微出血为度，重者以点状出血为度。然后迅即拔罐并留罐，留罐约15～20分钟。取罐后，用消毒棉球拭净血渍，罐内血块应清洗干净。此法在临床治疗中较常用，而且适用范围广，见效快，疗效好，具有开窍泄热、活血祛瘀、清热止痛、疏经通络等功能。凡属实证、热证者，如中风、昏迷、中暑、高热、头痛、咽喉痛、目赤肿痛、睑腺炎、急性腰扭伤、痈肿、丹毒等，皆可用此法治疗。此外，对重症、顽症及病情复杂的患者也非常适用，对各种慢性软组织损伤、神经性皮炎、皮肤瘙痒、神经衰弱、胃肠神经痛等疗效尤佳。

5. 针罐法

针罐法是针刺与拔罐相结合的一种综合拔罐法。针刺穴位得气后，将针留在穴位上，再以针刺处为中心拔罐，使针体罩于罐内，一般以玻璃罐为宜。留罐10～20分钟，最后起罐取针。还有一种方法是针刺后取掉针，再在针刺部位拔罐。

6. 药罐法

药罐法是拔罐与药物疗法结合在一起使用的一种治疗方法。药罐法选择竹罐为罐具。竹罐在拔罐之前经药液蒸煮，利用高热排除罐内的空气，造成负压，使罐吸附于皮肤上。此法既有温热刺激和机械刺激，还可以发挥中药的作用以提高拔罐的疗效，药物可以根据患者的病情进行选择。

7. 温罐法

温罐法是在留罐的同时，在治疗的部位加上红外线仪进行照射，或用艾条温灸患者罐体周围的皮肤，可以提高疗效。此法多用于寒凉潮湿的季节，或有虚寒、寒湿的病证。

8. 刮痧罐法

刮痧罐法是利用特定的工具，如牛角板、木梳背、瓷调羹等，在人体某一部位的皮肤上进行刮痧，使皮肤发红充血，呈现一块或一片紫红色的斑点，然后拔罐，从而防治疾病的一种疗法，此法可作为病变范围较窄的部位以及走罐法或多罐法受到限制时的补充方法。

适应证与禁忌证

适应证：拔罐法的适应证较广，如风湿痹痛，各种神经麻痹，以及一些急慢性疼痛，如腹痛、腰背痛、肢体疼痛、痛经、头痛等均可应用，还可用于感冒、咳嗽、哮喘、消化不良、胃脘痛、眩晕等脏腑功能紊乱方面的病症。此外，如丹毒、红丝疗、毒蛇咬伤、疮疡初起未溃等外科疾病也可以用拔罐法治疗。

禁忌证：中度或重度心脏病、有出血倾向、白血病、严重水肿、高热、全身剧烈抽搐或痉挛、活动性肺结核、醉酒、皮肤失去弹性、极度衰弱、过度疲劳、过饥、过饱、过渴、全身性皮肤病，或吸拔部位有静脉曲张、癌、皮肤病、皮肤破损，或有外伤骨折，妇女经期、孕妇腰骶部和腹部等。

第一章

手太阴肺经：人体内的宰相

手太阴肺经简称"肺经"，它就像晴雨表一样，能反映肺脏功能的正常与否。如果肺脏有病，肺经会如实地把变快、变慢甚至停止工作的信息反映给自身。但前提是我们能读懂这块表，争取做到"察外知内，见微知著""不治已病治未病"，就是要练就一身能发现疾病、调节疾病的功夫，把肺脏的健康掌握在自己的手中。

经脉概况

❋ 经脉循行

手太阴肺经，起于中焦，向下联络大肠，再返回沿胃上口，穿过横膈，入属于肺。从肺系（气管喉咙部）向外横行至腋窝下，沿上臂内侧下行，循行于手少阴与手厥阴经之前，下至肘中，沿着前臂内侧桡骨尺侧缘下行，经寸口动脉搏动处，行至大鱼际，再沿大鱼际桡侧缘循行直达拇指末端。其支脉，从手腕后分出，沿着食指桡侧直达食指末端。

❋ 主要病候

咳嗽、气喘、少气不足以息、咯血、伤风、胸部胀满、咽喉肿痛、缺盆部和手臂内侧前缘痛、肩背部寒冷、疼痛等。

❋ 主治概要

（1）肺系病症：咳嗽、气喘、咽喉肿痛、咯血、胸痛等。

（2）经脉循行部位的其他病症：肩背痛、肘臂挛痛、手腕痛等。

第一章 手太阴肺经：人体内的宰相

🎵 经穴歌诀

> 手太阴肺十一穴，中府云门天府列。
> 侠白尺泽孔最存，列缺经渠太渊涉。
> 鱼际拇指白肉际，抵指少商如韭叶。

📖 循行歌诀

> 手太阴肺中焦生，络肠循胃散流行。
> 上膈属肺从肺系，横出腋下臑肘中。
> 循臂寸口上鱼际，大指内侧爪端通。
> 支络还从腕后出，接次指属阳明经。

▶ 肺经是起跑线

　　手太阴肺经是十二经脉气血运行之始，好比是长跑的起跑线。经脉是气血运行的通道，它如环无端，周而复始。那么为什么把肺经定做十二经脉气血运行之始呢？这是由经脉的起跑地点和肺脏的功能所决定的。由于它起于中焦，中焦脾胃为人体气血生化之源，它把生化出来的养料上注给肺脉，又在肺脏主气、司呼吸、通调水道、朝百脉、主治节的功能作用下，通过百脉输送到全身。因此可以确定，十二经脉气血运行始自肺经。

⚙ 寅时值班的宰相

　　中医称肺脏为"相傅之官"，也就是说肺相当于一朝的宰相，一人之下，万人之上。宰相的职责是什么？他了解百官、协调百官，事无巨细都要管。肺是人体内的宰相，它必须了解五脏六腑的情况，所以《黄帝内经》

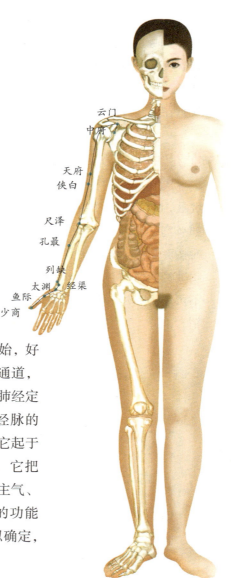

云门
中府
天府
侠白
尺泽
孔最
列缺
太渊 经渠
鱼际
少商

手太阴肺经
凡 11 穴
左右共 22 穴位

中有"肺朝百脉"，就是说全身各部的血脉都直接或间接地汇聚于肺，然后敷布全身。所以，各脏腑的盛衰情况，必然在肺经上有所反映，而中医通过观察肺经上的"寸口"就能了解全身的状况。寸口在两手桡骨内侧，手太阴肺经的经渠、太渊二穴就处在这个位置，是桡动脉的搏动处，中医号脉其实就是在观察肺经。

保养时间和方法

寅时（清晨3—5点）经脉气血循行流注至肺系，因此肺部功能不好的人（如气喘、肺气肿患者）常在此时咳嗽，呼吸困难。保养之道可在此时吃补肺饮食，如燕窝、银耳、罗汉果等，在清晨醒来，尚未开口时服用最佳。保养肺经此时按摩最好，但此时正是早上睡眠的时间。因此，可在同名经，也就是足太阴脾经当值的时段（9—11点）对肺经和脾经进行按摩。拍打肺经循行部位时，不可用力过度，尽量不要选择在寅时拍打或按摩，以免影响睡眠质量，造成精力下降。

穴位按摩保健

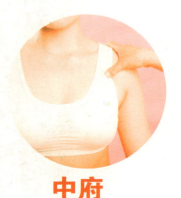

中府
通肺经，治咳嗽

定位 横平第1肋间隙，锁骨下窝外侧，前正中线旁开6寸。

保健按摩 用中指点按中府穴不动，约半分钟，然后向外揉2分钟，即觉呼吸通畅。

功效主治 宣肺止咳。主治咳嗽、气喘、胸满痛、肩背痛。

第一章 手太阴肺经：人体内的宰相

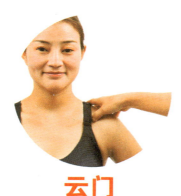

云门
消气解闷，治咳嗽

定位　锁骨下窝凹陷中，肩胛骨喙突内缘，前正中线旁开6寸。

保健按摩　每天早晚用中指指腹点揉云门穴1～3分钟。

功效主治　化痰散结。主治咳嗽、气喘、胸痛、肩背痛。

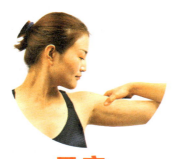

天府
缓解过敏性鼻炎

定位　腋前纹头下3寸，肱二头肌桡侧缘处。

保健按摩　用中指指腹按揉天府穴，每次左右各按1～3分钟。

功效主治　宣肺止咳，镇惊止血。主治咳嗽、气喘、鼻衄、瘿气、上臂痛。

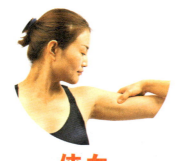

侠白
缓解肋间神经痛

定位　腋前纹头下4寸，肱二头肌桡侧缘处。

保健按摩　用中指指腹揉按侠白穴，每次左右各按1～3分钟。

功效主治　宣肺理气，宽胸和胃。主治咳嗽、气喘、干呕、肋间神经痛。

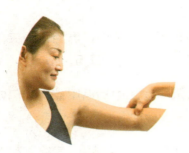

尺泽
补肾养肺的养生要穴

定位	肘横纹上，肱二头肌腱桡侧缘凹陷中。
保健按摩	用左手拇指点按尺泽穴2分钟，左右手交替，以局部感到酸胀为佳。
功效主治	清宣肺气，泻火降逆。主治咳嗽、气喘、咯血、咽喉肿痛、肘臂挛痛、急性吐泻、中暑、小儿惊风。

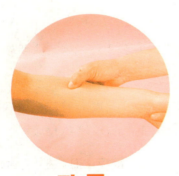

孔最
止血戒烟要穴

定位	腕掌侧远端横纹上7寸，尺泽与太渊连线上。
保健按摩	以手指或指节向下按压，或顺时针方向按揉孔最穴约2分钟，以局部感到酸胀为佳。
功效主治	清热，发表，利咽。主治咯血、咳嗽、气喘、咽喉肿痛、肘臂挛痛。

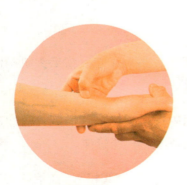

列缺
补肺益肾要穴

定位	前臂桡侧缘，桡骨茎突上方，腕横纹上1.5寸，肱桡肌与拇长展肌腱之间。
保健按摩	用食指指腹揉按列缺穴1～3分钟，以局部感到酸胀为佳。
功效主治	宣肺解表，通经活络，通调任脉。主治咳嗽、气喘、咽喉肿痛、偏正头痛、齿痛、项强痛、口眼㖞斜、手腕痛。

图解黄帝内经十四经脉养生

第一章 手太阴肺经：人体内的宰相

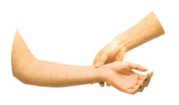

经渠
理气降逆，治咳嗽

 定位 腕掌侧远端横纹上1寸，桡骨茎突与桡动脉之间。

 保健按摩 在气不太顺时，可用中指指腹揉经渠穴4~5分钟，有降逆平喘的作用，能使呼吸轻松顺畅。

 功效主治 宣肺理气，清肺降逆。主治咳嗽、气喘、胸痛、咽喉肿痛、手腕痛。

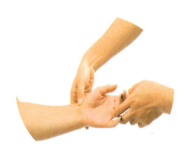

太渊
调理肺功能特效穴

 定位 腕掌横纹桡侧端，桡动脉的桡侧凹陷中。

 保健按摩 用左手拇指或食指点按太渊穴约2分钟，至感觉酸胀为止，左右手交替进行。

 功效主治 和血行气，止咳化痰。主治咳嗽、气喘、无脉症、腕臂痛。

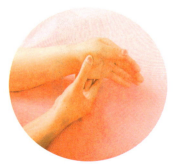

鱼际
润肺化痰，治咳血

 定位 第1掌骨中点桡侧，赤白肉际处。

 保健按摩 用两手对搓，或用另一只手的拇指按压鱼际，感觉酸痛时，再稍稍坚持一会儿。

 功效主治 清热开窍，利咽镇痉。主治咳嗽、咯血、咽干、咽喉肿痛、掌中热、小儿疳积。

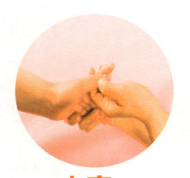

少商
感冒咽痛不再烦

定位 手拇指末节桡侧,指甲根角侧上方 0.1 寸。

保健按摩 用指甲掐按少商穴 30 秒,放松 10 秒,反复操作 10 余次,左右手交替进行。

功效主治 清肺利咽,消肿止痛。主治咽喉肿痛、鼻衄、高热、昏迷、癫狂。

刮痧拔罐保健

▶▶ 顺刮手太阴肺经

令患者俯卧或俯伏坐,暴露背部,用刮痧板蘸刮痧油,刮足太阳膀胱经背部第一、第二侧线及两臂的手太阴肺经,以刮出紫黑色痧点为度。

▶▶ 刮拭少商

刮少商穴,在少商穴刮 10～15 次,能醒脑、利咽、

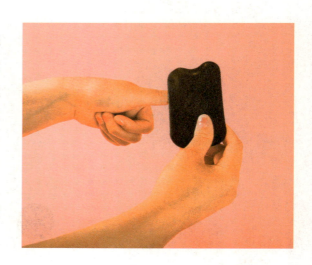

第一章 手太阴肺经：人体内的宰相

清热。主治咽喉肿痛、音哑、心烦、中风、昏迷。

▶▶ 刮拭中府、尺泽、太渊、少商

先从颈部风府刮至大椎，再重刮中府、尺泽、太渊，以皮肤发红及皮下有痧点、痧斑为度，再配以点刺少商穴。重点选择在夏季伏期每伏的第1天辰时刮拭，之后可每3～7天一次，最多不超过10次，能调理肺气，止咳化痰，止哮平喘。

▶▶ 刺络拔罐孔最

采用刺络拔罐法，先在孔最部位用三棱针点刺，以微出血为度，然后进行拔火罐，留罐5～10分钟，每天1次。能清热止血，润肺理气。主治咽喉炎、扁桃体炎、支气管炎。

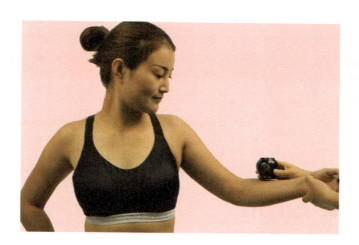

第二章
手阳明大肠经：肺和皮肤的保护神

手阳明大肠经是肺脏和皮肤的守护神，它能帮助肺脏把浊气及时排泄出去，从而维护肺脏的健康；也能帮助人体把瘀积在体内的毒素清理干净，有效地防治皮肤病。总之，它就像一个天神，时刻庇佑在我们身边，维护着我们的肺脏，呵护着我们的肌肤。

经脉概况

经脉循行

手阳明大肠经，起于食指之尖端（桡侧），沿食指桡侧，经过第1、第2掌骨之间，上行至腕后两筋之间，沿前臂外侧前缘，至肘部外侧，再沿上臂外侧前缘上行到肩部，经肩峰前，向上循行至背部，与诸阳经交会于大椎穴，再向前行进入缺盆，络于肺，下行穿过横膈，属于大肠。其支脉，从缺盆部上行至颈部，经面颊进入下齿之中，又返回经口角到上口唇，交会于人中（水沟穴），左脉右行，右脉左行，止于对侧鼻孔旁。

主要病候

腹痛、肠鸣、泄泻、便秘、痢疾、咽喉肿痛、齿痛、鼻流清涕或出血，本经循行部位疼痛、热肿或寒冷等。

主治概要

（1）头面五官病症：齿痛、咽喉肿痛、鼻衄、口眼㖞斜、耳聋等。

第二章 手阳明大肠经：肺和皮肤的保护神

（2）热病、神志病：热病昏迷、眩晕、癫狂等。

（3）肠胃病症：腹胀、腹痛、肠鸣、泄泻等。

（4）经脉循行部位的其他病症：手臂酸痛、半身不遂、手臂麻木等。

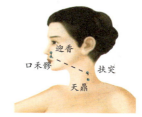

经穴歌诀

手阳明穴起商阳，二间三间合谷藏。
阳溪偏历温溜济，下廉上廉三里长。
曲池肘髎五里近，臂臑肩髃巨骨当。
天鼎扶突禾髎接，鼻旁五分迎香列。

循行歌诀

阳明之脉手大肠，食指内侧起商阳，
循指上廉出合谷，歧骨两筋循臂膀。
入肘外廉循臑外，肩端前廉柱骨旁。
从肩下入缺盆内，络肺下膈属大肠。
支从缺盆直上颈，斜贯颊前下齿当。
环出人中交左右，上夹鼻孔注迎香。

大肠经也能防百病

对于皮肤病，如日光性皮炎、银屑病、荨麻疹、神经性皮炎、疖肿、疥疮、丹毒、皮肤瘙痒等，也可从大肠经来论治，而且疗效也非常显著。况且还有一些这样的人，他们往往只顾享受口腹之欲，却让大肠承担痛苦，他们嗜食麻辣火锅等辛辣食物，大便时却如火烧般痛苦；他们嗜食膏粱厚味、肥软

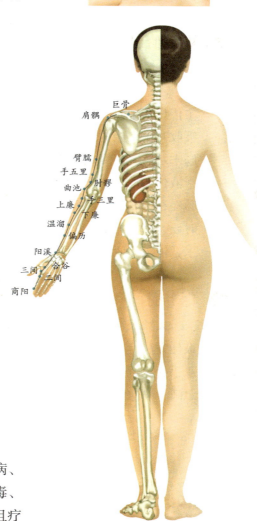

手阳明大肠经
凡20穴
左右共40穴位

精细之物，却因缺乏纤维质，致使残渣不易排出，积留在大肠中，成为致病因子。因为大肠经为多气多血之经，阳气最盛，若合理运用，最善消除体内热毒。若平日常常敲打，不仅可以有效防治皮肤病，还可帮助人体把多余火气去掉，对治疗便秘也十分有效。从现代医学角度来讲，经常刺激大肠经还可增强人体免疫力，防止淋巴结核病的生成。

卯时值班的清洁工

　　大肠经在卯时，即早上5—7点最旺。中医说大肠为"传导之官，变化出焉"，传导即传化和疏导的意思。因此，我们也概括出了大肠的两大功能——主传化糟粕和主津。主传化糟粕指大肠上接小肠，接受小肠传过来的食物残渣，吸收其中多余的水液，形成粪便，又借助大肠之气的运动，将粪便传送至大肠末端，并经肛门有节制地排出体外；主津指大肠吸收水分，参与调节体内水液代谢的功能。我们把大肠这种功能形象地理解为清洁工作用。又因为大肠经在卯时值班，所以称它为"卯时值班的清洁工"。早上5—7点钟，这个时候天基本亮了，我们的清洁工也该值班了。 我们应该起床后空腹喝杯温开水，排出粪便，把垃圾毒素排出来，称作地户开。

保养时间和方法

　　大肠经在卯时，即早上5—7点最旺。拍打刺激大肠经通便是保养大肠的最佳方法，应沿大肠经的循行路线拍打，每天拍打1次，每次12分钟左右，双手交替进行。也可采用刮痧的方法将大肠内淤积的毒素刮出体外，尤其是二间、曲池等穴。

第二章 手阳明大肠经：肺和皮肤的保护神

穴位按摩保健

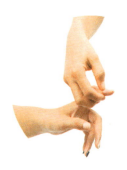

商阳
调节消化功能，加快新陈代谢

 定位　食指末节桡侧，指甲根角侧上方0.1寸。

 保健按摩　用拇指尖掐一掐商阳穴1～3分钟，以有酸胀感为度。

 功效主治　清泻阳明，宣肺利咽，开窍醒神。主治齿痛、咽喉肿痛、热病、昏迷。

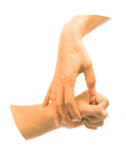

二间
清热消肿

 定位　第2掌指关节桡侧远端赤白肉际处。

 保健按摩　用拇指指腹揉按二间穴1～3分钟，以有酸胀感为度。

 功效主治　清泻阳明，消肿止痛。主治鼻衄、齿痛、热病。

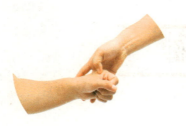

三间
牙痛从此不眷顾

 定位 手背第2掌指关节桡侧近端凹陷中。

保健按摩 用拇指指腹揉按三间穴1～3分钟，以有酸胀感为度。

 功效主治 清泻阳明，通调腑气。主治齿痛、咽喉肿痛、腹胀、肠鸣、嗜睡。

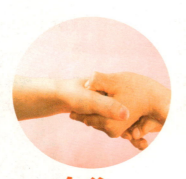

合谷
清热止痛急救穴

 定位 手背第2掌骨桡侧的中点处。

 保健按摩 用拇指掐捏合谷穴2～3分钟，以有酸胀感为度。

 功效主治 镇静止痛，通经活经，清热解表。主治头痛、目赤肿痛、齿痛、鼻衄、口眼㖞斜、耳聋、发热恶寒、热病无汗或多汗、经闭、滞产。

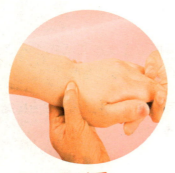

阳溪
补阳气、提精神要穴

 定位 腕背侧远端横纹桡侧，桡骨茎突远端，解剖学"鼻烟窝"凹陷中。

 保健按摩 用拇指尖垂直掐按阳溪穴1～3分钟，以有酸胀感为度。

 功效主治 疏通经络，通利关节。主治头痛、目赤肿痛、耳聋、手腕痛。

图解黄帝内经十四经脉养生

第二章 手阳明大肠经：肺和皮肤的保护神

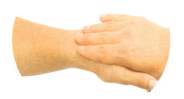

偏历
龋齿牙痛特效穴

 定位　腕背侧远端横纹上3寸，阳溪与曲池连线上。

 保健按摩　用拇指指腹揉按偏历穴1～3分钟，以有酸胀感为度。

 功效主治　清泻阳明，通调水道。主治耳鸣、鼻衄、手臂酸痛、腹部胀满、水肿。

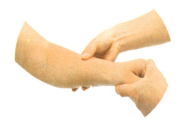

温溜
祛除体内寒邪

 定位　腕背侧远端横纹上5寸，阳溪与曲池连线上。

 保健按摩　用拇指指腹揉按温溜穴1～3分钟，以有酸胀感为度。

 功效主治　清泻阳明，消肿止痛，安神通腑。主治头痛、面肿、咽喉肿痛、疔疮、肩背酸痛、肠鸣腹痛。

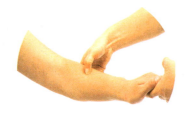

下廉
调理肠胃，治目痛

 定位　肘横纹下4寸，阳溪与曲池连线上。

 保健按摩　将食指与中指并拢，以指腹垂直按压下廉穴，左右臂各1～3分钟。

 功效主治　疏经通络，清肠利腑。主治肘臂痛、头痛、眩晕、目痛、腹胀、腹痛。

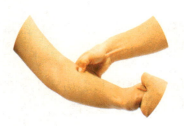

上廉
通经络，利关节

定位	肘横纹下3寸，阳溪与曲池连线上。
保健按摩	配合按摩上廉、下廉穴，每次1～3分钟。
功效主治	疏经通络，清肠利腑。主治肘臂痛、半身不遂、手臂麻木、头痛、肠鸣、腹痛。

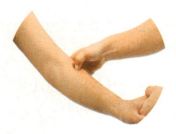

手三里
润化脾燥，治腹泻

定位	肘横纹下2寸，阳溪与曲池连线上。
保健按摩	前臂稍屈曲，用对侧拇指腹按于手三里穴，由轻而重向外按揉2分钟，以局部有酸胀感为度。
功效主治	通经活络，消肿止痛。主治手臂无力、上肢不遂、腹痛、腹泻、齿痛、颊肿。

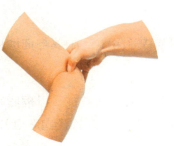

曲池
疏风清热要穴

定位	尺泽与肱骨外上髁连线中点凹陷中。
保健按摩	用拇指顺时针方向按揉曲池穴2分钟，然后逆时针方向按揉2分钟，左右手交替，以局部感到酸胀为佳。
功效主治	解表热，清热毒。主治手臂痹痛、上肢不遂、热病、眩晕、腹痛、吐泻、咽喉肿痛、齿痛、目赤肿痛、瘾疹、湿疹、瘰疬、癫狂。

第二章 手阳明大肠经：肺和皮肤的保护神

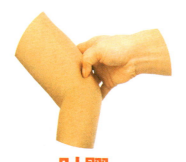

肘髎
颈椎病的特效穴

定位　肱骨外上髁上缘，髁上嵴的前缘。

保健按摩　每天早晚用拇指指腹按揉肘髎，每次1～3分钟。

功效主治　通经活络，舒筋利节。主治肘臂部疼痛、麻木、挛急。

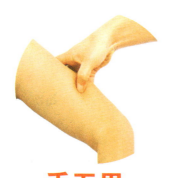

手五里
止咳化痰，治臂痛

定位　肘横纹上3寸，曲池与肩髃连线上。

保健按摩　用拇指指腹按揉手五里，每次1～3分钟。

功效主治　舒筋利节，调和气血。主治肘臂挛痛、瘰疬。

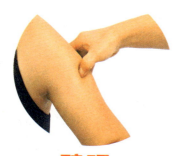

臂臑
清热理气，瘦手臂

定位　曲池上7寸，三角肌前缘处。

保健按摩　用食指中指共同画圈状按压臂臑穴位，感到酸痛的力度即可。

功效主治　清热明目，通经活络，理气消痰。主治肩臂疼痛不遂、颈项拘挛、瘰疬、目疾。

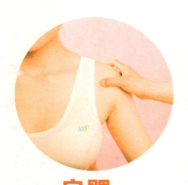

肩髃
防治肩周炎要穴

定位	肩峰外侧缘前端与肱骨大结节两骨间凹陷中。
保健按摩	用手掌大鱼际处搓揉或者用中指指腹点揉肩髃穴。
功效主治	通经活络，疏散风热。主治肩臂挛痛、上肢不遂、瘾疹。

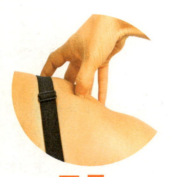

巨骨
理气化痰的特效穴

定位	锁骨肩峰端与肩胛冈之间凹陷中。
保健按摩	用中指指腹按摩巨骨，每次1～3分钟。
功效主治	通经理气，化痰散结。主治肩臂挛痛、臂不举、瘰疬、瘿气。

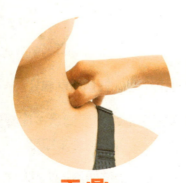

天鼎
治呃逆特有效

定位	横平环状软骨，胸锁乳突肌后缘。
保健按摩	用中指指腹按压天鼎穴，每次1～3分钟。
功效主治	理气化痰，清咽利膈。主治暴喑气哽、咽喉肿痛、吞咽困难、瘰疬、瘿气。

第二章 手阳明大肠经：肺和皮肤的保护神

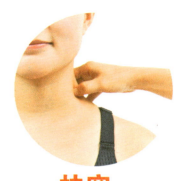

扶突
止咳平喘有奇效

 横平喉结，胸锁乳突肌前、后缘中间。

 用大拇指指腹按揉扶突穴100～200次。

 清咽消肿，理气降逆。主治咳嗽、气喘、咽喉肿痛、暴喑、瘰疬、瘿气。

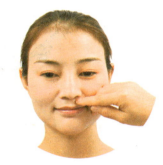

口禾髎
疏风利窍，治鼻病

 横平人中沟上1/3与下2/3交点，鼻孔外缘直下。

 用食指指腹按压口禾髎，每次5～10分钟，以有酸痛感为宜。

 疏风清热，通鼻利窍。主治鼻塞、鼻衄、口㖞、口噤。

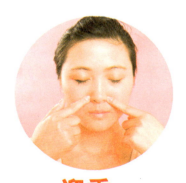

迎香
治疗各种颜面疾患的要穴

 鼻翼外缘中点旁，鼻唇沟中。

 用食指指腹垂直按压迎香穴，每次1～3分钟。

 疏散风热，通利鼻窍。主治鼻塞、鼻衄、口㖞、面痒、胆道蛔虫症。

刮痧拔罐保健

⏩ 刮拭曲池至合谷段

刮大肠经，由曲池穴沿前臂后外侧刮至合谷穴处，可调理胃肠功能，对改善腹泻、痢疾、便秘等胃肠疾病具有很好的效果。

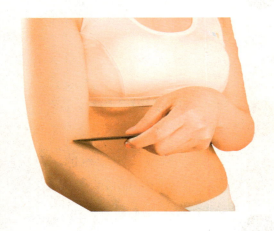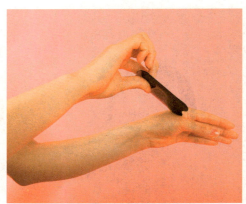

⏩ 刮拭扶突至合谷段

刮大肠经，由颈前部扶突穴沿颈向肩背部，经巨骨、肩髃、臂臑、曲池、手三里等穴，刮至合谷，具有通经活络、益气活血的作用。

⏩ 刺拔大肠经上的穴位

先于肘髎、手五里、臂臑、肩髃、下廉、上廉、偏历、温溜、二间、三间穴行刺络留罐法，留罐时间10～15分钟，具有舒筋活血、消肿止痛、活血散瘀、祛风散寒等作用，对肩周炎、手臂麻木、网球肘等有良好效果。

⏩ 拔罐曲池

将竹罐在煮沸的药水（药液制备：艾叶、杜仲、防风、麻黄、木瓜、川椒、

第二章 手阳明大肠经：肺和皮肤的保护神

土鳖虫、羌活、苍术、独活、苏木、红花、桃仁、透骨草、千年健、海桐皮各10克，乳香、没药各5克，布包加水煎煮）锅内煮2～3分钟，取出并甩尽药水，然后迅速留罐于曲池穴位，留罐时间10～15分钟，每日1次或隔天1次。能疏风消热、开窍镇痛、平降肝火。主治热病、高血压、腹痛。

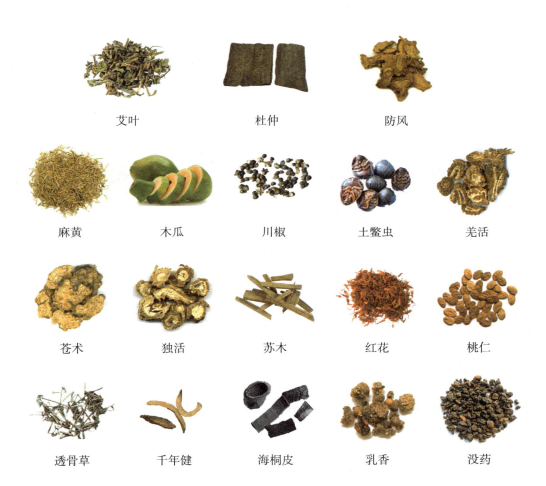

艾叶　　杜仲　　防风

麻黄　　木瓜　　川椒　　土鳖虫　　羌活

苍术　　独活　　苏木　　红花　　桃仁

透骨草　　千年健　　海桐皮　　乳香　　没药

第三章
足阳明胃经：胃肠功能的庇护者

俗话说得好，"人吃五谷杂粮，哪有不生病的"，其实我们身体的很多病都是吃出来的，是脾胃损伤引起的。一旦脾胃有病，身体倦怠、缺乏元气、皮肤黑黄、嘴唇干裂、发声无力、精神不振、闷闷不乐、坐立难安等症状全都找上门来。请关注胃经吧，它是胃肠功能的庇护者。

经脉概况

经脉循行

足阳明胃经，起于鼻旁，上行鼻根，与足太阳经脉相会合，再沿鼻的外侧下行，入上齿龈中，返回环绕口唇，入下唇交会于承浆穴；再向后沿下颌下缘，至大迎穴处，再沿下颌角至颊车穴，上行到耳前，过足少阳经的上关穴处，沿发际至额颅部。其支脉，从大迎前下走人迎穴，沿喉咙入缺盆，下横膈，入属于胃，联络于脾。其直行的经脉，从缺盆沿乳房内侧下行，经脐旁到下腹部的气冲部；一支脉从胃口分出，沿腹内下行，至气冲部与直行经脉相会合。由此经髀关、伏兔穴下行，至膝关节中。再沿胫骨外侧前缘下行，经足背到第2足趾外侧端厉兑穴；一支脉从膝下3寸处分出，下行到中趾外侧端；一支脉从足背分出，沿足大趾内侧直行到末端。

主要病候

肠鸣、腹胀、水肿、胃痛、呕吐或消谷善饥、口渴、咽喉肿痛、鼻衄、热病、发狂、胸及膝髌等本经循行部位疼痛等症。

第三章 足阳明胃经：胃扬功能的庇护者

主治概要

（1）胃肠病症：食欲不振、胃痛、呕吐、噎嗝、腹胀、泄泻、痢疾、便秘等。

（2）头面五官病症：目赤痛痒、目翳、眼睑瞤动。

（3）神志病：癫狂。

（4）经脉循行部位的其他病症：下肢痿痹、转筋。

经穴歌诀

四十五穴足阳明，承泣四白巨髎经。
地仓大迎登颊车，下关头维对人迎。
水突气舍连缺盆，气户库房屋翳寻。
膺窗乳中下乳根，不容承满出梁门。
关门太乙滑肉起，天枢外陵大巨里。
水道归来达气冲，髀关伏兔走阴市。
梁丘犊鼻足三里，上巨虚连条口底。
下巨虚下有丰隆，解溪冲阳陷谷同。
内庭厉兑阳明穴，大趾次趾之端终。

多气多血的勇士

阳明为五脏六腑之海，其他各脏腑都有经脉与阳明相通，接受阳明的气血，故只有阳明经气血俱多才能满足各脏腑的需要。我们全身的脏腑、筋脉、肌肉、皮毛全依赖气血、津液的充养，一旦胃经功能紊乱，脾胃失调，气血津液化生不足，我们的脏腑、筋脉、肌肉、皮毛就会受损，尤其是我们的容颜最易衰老。因为胃经循行过面部，中医讲"阳明脉衰，面始焦"，所以想美容、不想面色憔悴者，应保养

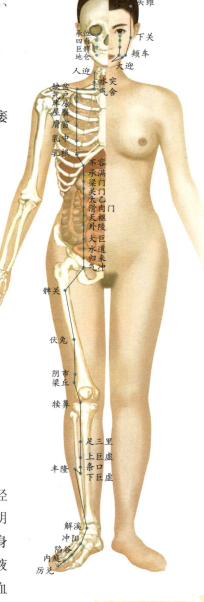

足阳明胃经
凡45穴
左右共90穴位

好自己的阳明经。

🌸 保养时间和方法

按摩胃经，一方面可以充实胃经的经气，使它和与其联系的脏腑的气血充盛，这样脏腑的功能就能正常发挥，就不容易生病；另一方面可以从中间切断胃病发展的通路，在胃病未成气候前就把它消灭于无形。

当然，按摩胃经的目的主要还是调节胃肠功能，所以饭后一个小时左右就可以开始按揉胃经的主要穴位了，如足三里、天枢等一定要按到，然后在睡前一个小时左右灸一会儿，灸完后喝一小杯水。每天早上7—9点这个时间按揉的效果应该是最好的，因为这个时辰是胃经当令，是胃经经气最旺的时候。

穴位按摩保健

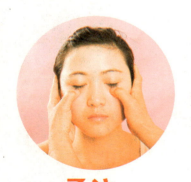

承泣
清热泻火，预防黑眼圈

 定位 眼球与眶下缘之间，瞳孔直下。

 保健按摩 用双手食指指腹按揉承泣穴30～50次，以局部感到酸胀为度。

 功效主治 补益气血，疏风清热，泻火解毒。主治迎风流泪、夜盲、近视、口眼㖞斜、面肌痉挛。

第三章 足阳明胃经：胃扬功能的庇护者

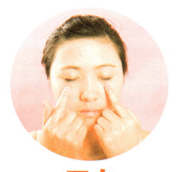

四白
明目美白穴

 定位 瞳孔直下，颧骨上方凹陷中。

保健按摩 用双手的食指，略微用力进行按压，每次持续按压四白穴3秒，10次为1组，早、中、晚各1组。

 功效主治 祛风明目，通经活络。主治目赤痛痒、目翳、口眼㖞斜、面痛、面肌痉挛、头痛、眩晕。

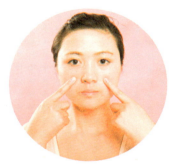

巨髎
美化脸部曲线

 定位 横平鼻翼下缘，瞳孔直下。

 保健按摩 呼气的时候用双手拇指或食指按巨髎穴5秒，吸气的时候松开，重复30次左右。

 功效主治 清热息风，明目退翳。主治口眼㖞斜、鼻衄、齿痛、唇颊肿。

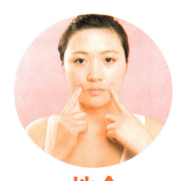

地仓
治口㖞、流涎特效穴

 定位 口角外侧，上直对瞳孔。

 保健按摩 用双手食指指尖垂直下压两侧地仓穴，稍用力掐揉，每次1～3分钟，以有酸胀感为宜。

 功效主治 舒筋活络，活血化瘀。主治口㖞、流涎。

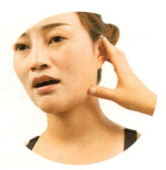

大迎
祛风消肿，利口齿

定位	下颌角前方，咬肌附着部的前缘凹陷中，面动脉搏动处。
保健按摩	用拇指指腹点按大迎穴100～200次，以有酸胀感为宜。
功效主治	祛风通络，消肿止痛。主治口角㖞斜、颊肿、齿痛。

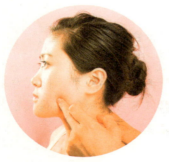

颊车
面部按摩轮廓美

定位	下颌角前上方约一横指（中指）。
保健按摩	用中指指腹压在咬肌隆起处揉按颊车穴，以有酸胀感为宜。
功效主治	祛风清热，开关通络。主治齿痛、牙关不利、颊肿、口角㖞斜。

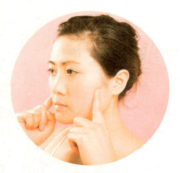

下关
护耳止痛用此穴

定位	颧弓下缘中央与下颌切迹之间凹陷中。
保健按摩	用双手中指或食指指腹，放于同侧面部下关穴，适当用力按揉0.5～1分钟，以有酸胀感为宜。
功效主治	疏风清热，解痉止痛。主治牙关不利、面痛、齿痛、口眼㖞斜、耳聋、耳鸣、聤耳。

图解黄帝内经十四经脉养生

第三章 足阳明胃经：胃扬功能的庇护者

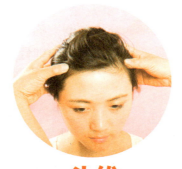

头维
让你的头发更秀美

定位　额角发际直上0.5寸，头正中线旁开4.5寸。

保健按摩　用拇指指腹按揉头维穴，顺时针方向按揉约1分钟，然后逆时针方向按揉约1分钟。

功效主治　祛风泻火，止痛明目。主治头痛、目眩、目痛。

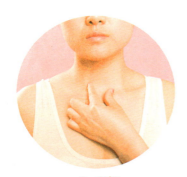

人迎
调气补气，缓解咽喉痛

定位　横平喉结，胸锁乳突肌前缘，颈总动脉搏动处。

保健按摩　用拇指指腹按压人迎穴，每次1～3分钟，以有酸胀感为宜。

功效主治　理气降逆，利咽散结，通经活络。主治瘿气、瘰疬、咽喉肿痛、高血压、气喘。

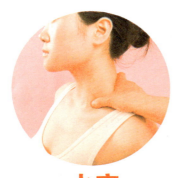

水突
治咽喉疾病的要穴

定位　横平环状软骨，胸锁乳突肌前缘。

保健按摩　用中指指腹按揉水突穴，每次1～3分钟，以有酸胀感为宜。

功效主治　平喘利咽，清热散结。主治咽喉肿痛、咳嗽、气喘。

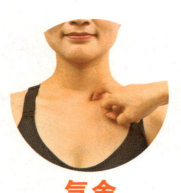

气舍
止咳平喘化痰特有效

定位	位于颈部，锁骨内侧端的上缘，胸锁乳突肌的胸骨头与锁骨头之间。
保健按摩	用中指指腹按压气舍穴，每次1~3分钟，以有酸胀感为宜。
功效主治	调气，化瘀，散结。主治咽喉肿痛、瘿瘤、瘰疬、气喘、呃逆、颈项强痛。

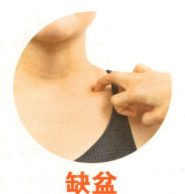

缺盆
人体内健康的"聚宝盆"

定位	锁骨上窝中央，前正中线旁开4寸。
保健按摩	用拇指指腹按压对侧缺盆穴，每次左右各按3分钟。
功效主治	宣肺调气，清热散结。主治咳嗽、气喘、咽喉肿痛、缺盆中痛、瘰疬。

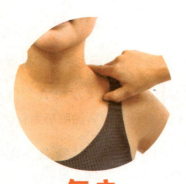

气户
胸胀理当找此穴

定位	锁骨下缘，前正中线旁开4寸。
保健按摩	按摩时用双手食指指端点按气户穴，以上胸部有胀痛感为宜。
功效主治	调肺气，止喘咳。主治咳嗽、气喘、呃逆、胸胁支满、胸痛。

图解黄帝内经十四经脉养生

第三章 足阳明胃经：胃扬功能的庇护者

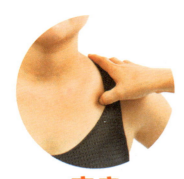

库房
健美乳房，治气喘

 定位　第1肋间隙，前正中线旁开4寸。

 保健按摩　用食指点揉库房穴1~2分钟，以有酸胀感为宜。

 功效主治　理气宽胸，清热化痰。主治咳嗽、气喘、咳唾脓血、胸胁胀痛、乳痈、乳癖。

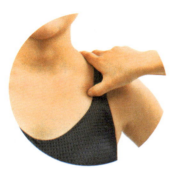

屋翳
胸胁胀痛特效穴

 定位　第2肋间隙，前正中线旁开4寸。

 保健按摩　用手掌大鱼际紧贴于屋翳穴，沿肋间左右轻擦，至微热为度，然后用拇指着力由轻至重，待产生酸、麻、胀、痛感为度。

 功效主治　降逆平喘，消痈止痛。主治咳嗽、气喘、咳唾脓血、胸胁胀痛、乳痈。

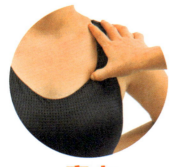

膺窗
理气宽胸丰胸穴

 定位　第3肋间隙，前正中线旁开4寸。

 保健按摩　双手手心从左右两边轻柔地包裹住一侧的乳房，然后双手收紧，用位于乳房根部的拇指从下将乳房向上拨，左右反复各10次。

 功效主治　宽胸理气，止咳平喘。主治咳嗽、气喘、胸胁胀痛、乳痈。

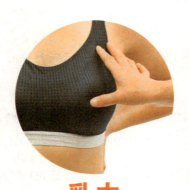

乳中
促进消化按此穴

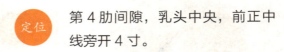
定位 第4肋间隙，乳头中央，前正中线旁开4寸。

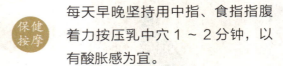
保健按摩 每天早晚坚持用中指、食指指腹着力按压乳中穴1~2分钟，以有酸胀感为宜。

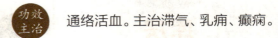
功效主治 通络活血。主治滞气、乳痈、癫痫。

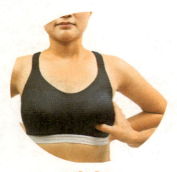

乳根
丰胸下乳

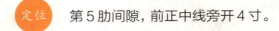
定位 第5肋间隙，前正中线旁开4寸。

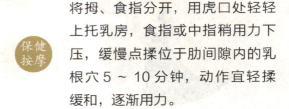
保健按摩 将拇、食指分开，用虎口处轻轻上托乳房，食指或中指稍用力下压，缓慢点揉位于肋间隙内的乳根穴5~10分钟，动作宜轻揉缓和，逐渐用力。

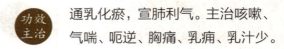
功效主治 通乳化瘀，宣肺利气。主治咳嗽、气喘、呃逆、胸痛、乳痈、乳汁少。

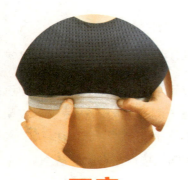

不容
和胃理气，治腹部胀满

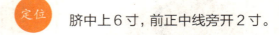
定位 脐中上6寸，前正中线旁开2寸。

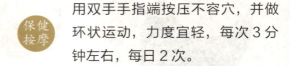
保健按摩 用双手手指端按压不容穴，并做环状运动，力度宜轻，每次3分钟左右，每日2次。

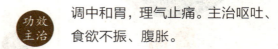
功效主治 调中和胃，理气止痛。主治呕吐、食欲不振、腹胀。

第三章 足阳明胃经：胃扬功能的庇护者

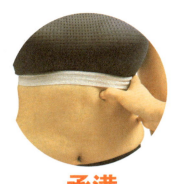

承满
一按止胃痛

定位 脐中上5寸，前正中线旁开2寸。

保健按摩 用双手手指端按压承满穴，并做环状运动，力度较轻，每次3分钟左右，每日2次。

功效主治 理气和胃，降逆止呕，消食导滞。主治胃痛、吐血、食欲不振、腹胀。

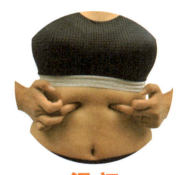

梁门
消化不良特效穴

定位 脐中上4寸，前正中线旁开2寸。

保健按摩 用食指指腹按压梁门穴3～5分钟，以有酸痛感为宜。

功效主治 调中气，和肠胃，化积滞。主治腹胀、纳少、胃痛、呕吐。

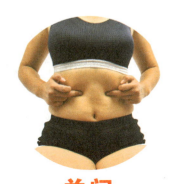

关门
消食导滞有效穴

定位 脐中上3寸，前正中线旁开2寸。

保健按摩 用食指指腹按压关门穴3～5分钟，以有酸痛感为宜。

功效主治 调理肠胃，利水消肿。主治腹胀、腹痛、肠鸣、泄泻、水肿。

图解黄帝内经十四经脉养生

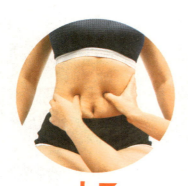

太乙
缓解胃痛腹胀

 定位　脐中上2寸，前正中线旁开2寸。

 保健按摩　用中指指腹按揉太乙穴1～3分钟，以有酸胀感为宜。

 功效主治　消食导滞。主治胃病、心烦、癫狂。

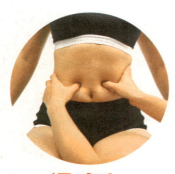

滑肉门
消除肚脐周围脂肪

 定位　脐中上1寸，前正中线旁开2寸。

 保健按摩　用双手拇指或中指按压两侧滑肉门穴半分钟，再顺时针方向按揉2分钟，以局部感到酸胀并向整个腹部放散为好。

 功效主治　镇惊安神，清心开窍。主治胃痛、呕吐、癫狂。

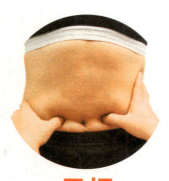

天枢
理气行滞，助消化

 定位　横平脐中，前正中线旁开2寸。

 保健按摩　用双手拇指或中指按压同侧天枢穴半分钟，然后顺时针方向按揉2分钟，以局部感到酸胀并向整个腹部放散为好。

 功效主治　调理肠胃，利水消肿。主治腹痛、腹胀、便秘、腹泻、痢疾、月经不调、痛经。

第三章 足阳明胃经：胃扬功能的庇护者

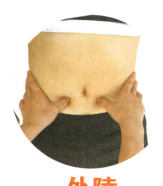

外陵
和胃理气，治痛经

 定位　脐中下1寸，前正中线旁开2寸。

 保健按摩　用中指指腹按揉外陵穴1～3分钟，以有酸胀感为宜。

 功效主治　和胃化湿，理气止痛。主治腹痛、疝气、痛经。

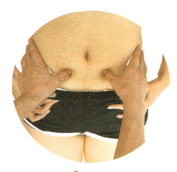

大巨
长按能壮阳

 定位　脐中下2寸，前正中线旁开2寸。

 保健按摩　用拇指或中指指腹按揉大巨穴，每次1～3分钟，以有酸胀感为宜。

 功效主治　调肠，利气，固肾气。主治小腹胀满、小便不利、疝气、遗精、早泄。

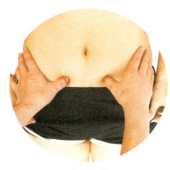

水道
利水通淋，治疝气

 定位　脐中下3寸，前正中线旁开2寸。

 保健按摩　用双手大鱼际揉按水道穴，每次50次左右，以有酸胀感为宜。

 功效主治　清湿热，利膀胱，通水道。主治小腹胀满、小便不利、痛经、不孕、疝气。

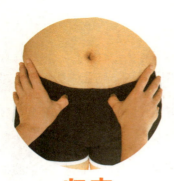

归来
调经助孕的特效穴

定位 脐中下4寸，前正中线旁开2寸。

保健按摩 用拇指先顺时针方向按揉归来穴2分钟，再逆时针方向按揉2分钟，最后点按半分钟，以感到酸胀为宜。

功效主治 理气，提胞，治疝。主治少腹痛、疝气、月经不调、带下、阴挺。

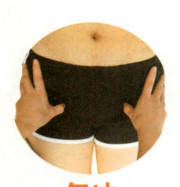

气冲
长按暖腿脚

定位 脐中下5寸，前正中线旁开2寸。

保健按摩 用两手大拇指顺时针方向按揉气冲穴约2分钟，然后逆时针方向按揉约2分钟，以局部有酸胀感为佳。

功效主治 润宗筋，理下元，散厥气。主治肠鸣腹痛、疝气、月经不调、不孕、阳痿、阴肿。

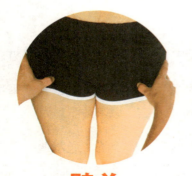

髀关
舒筋活络，强腰膝

定位 股直肌近端、缝匠肌与阔筋膜张肌3条肌肉之间凹陷中。

保健按摩 正坐位，沿大腿中线偏外侧，由腿根至膝盖用双手四指掌指关节轻轻敲打3～5遍。

功效主治 舒筋活络，强壮腰膝。主治腰痛膝冷、痿痹、腹痛。

图解黄帝内经十四经脉养生

第三章 足阳明胃经：胃扬功能的庇护者

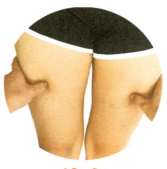

伏兔
祛寒湿，利腰膝

- **定位**：髌底上6寸，髂前上棘与髌底外侧端的连线上。
- **保健按摩**：用掌根按揉伏兔穴1~3分钟，以局部有酸胀感为佳。
- **功效主治**：散寒化湿，疏通经络。主治下肢痿痹、腰痛、膝冷、疝气、脚气。

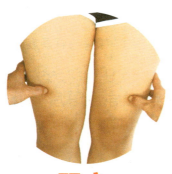

阴市
强腰膝，散寒湿

- **定位**：髂前上棘与髌底外侧端的连线上，髌底上3寸。
- **保健按摩**：用拇指指腹按揉阴市穴，每次1~3分钟，以局部有酸胀感为佳。
- **功效主治**：温经散寒，理气止痛。主治腿膝痿痹、屈伸不利、疝气。

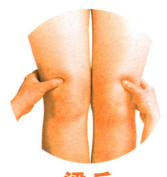

梁丘
调理脾胃，治血尿

- **定位**：髌底上2寸，股外侧肌与股直肌肌腱之间。
- **保健按摩**：用双手拇指指尖压迫梁丘穴约1分钟，再向外按揉2分钟。
- **功效主治**：通经利节，和胃止痛。主治急性胃痛、膝肿痛、下肢不遂、乳痈、乳痛。

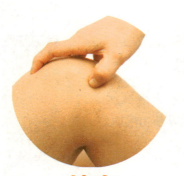

犊鼻
祛风湿，利关节

 定位 髌骨与髌韧带外侧凹陷中。

保健按摩 用中指指腹按揉犊鼻穴，每次1～3分钟。

 功效主治 通经活络，疏风散寒，理气消肿。主治膝痛、下肢麻痹、屈伸不利、脚气。

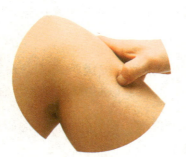

足三里
长寿大穴

 定位 犊鼻下3寸，犊鼻与解溪连线上。

保健按摩 用拇指顺时针方向按揉足三里约2分钟，然后逆时针方向按揉约2分钟，以局部感到酸胀为佳。

 功效主治 调理脾胃，补中益气。主治胃痛、呕吐、噎嗝、腹胀、腹泻、痢疾、便秘、下肢痿痹、癫狂、乳痈、肠痈、虚劳羸瘦。

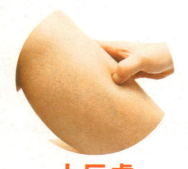

上巨虚
治疗腹泻的常用穴

 定位 犊鼻下6寸，犊鼻与解溪连线上。

保健按摩 用拇指指腹按揉上巨虚穴，每次1～3分钟。

 功效主治 调和肠胃，通经活络。主治肠鸣、腹痛、泄泻、便秘、肠痈、下肢痿痹、脚气。

第三章 足阳明胃经：胃扬功能的庇护者

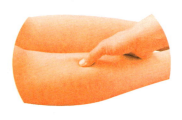

条口
缓痉止痛，治转筋

定位　犊鼻下8寸，犊鼻与解溪连线上。

保健按摩　用拇指指腹按揉条口穴，每次1~3分钟，以局部感到酸胀为佳。

功效主治　祛风除湿，舒筋活络。主治下肢痿痹、转筋、肩臂痛、脘腹疼痛。

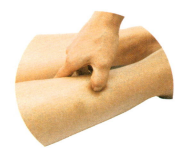

下巨虚
理肠胃，清湿热

定位　犊鼻下9寸，犊鼻与解溪连线上。

保健按摩　用拇指指腹按揉下巨虚穴，每次1~3分钟，以局部感到酸胀为佳。

功效主治　调肠胃，通经络，安神志。主治腹泻、痢疾、少腹痛、下肢痿痹、乳痈。

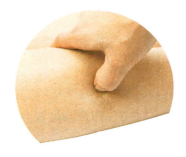

丰隆
化痰强穴

定位　外踝尖上8寸，胫骨前肌外缘。

保健按摩　用双手拇指指腹顺时针方向按揉同侧丰隆穴2分钟，以局部酸胀为度。

功效主治　健脾化痰，和胃降逆。主治头痛、眩晕、癫狂、咳嗽、痰多、下肢痿痹、腹胀、便秘。

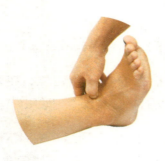

解溪
降胃火，止头痛

 定位 踝关节前面中央凹陷中，拇长伸肌腱与趾长伸肌腱之间。

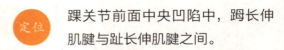 **保健按摩** 用拇指指腹按压解溪穴，每次1～3分钟，以局部酸胀为度。

 功效主治 舒筋活络，清胃化痰，镇惊安神。主治下肢痿痹、足踝无力、头痛、眩晕、癫狂、腹胀、便秘。

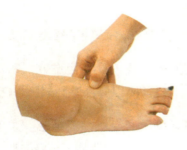

冲阳
暖胃护胃

 定位 拇长伸肌腱和趾长伸肌腱之间，足背动脉搏动处。

 保健按摩 用拇指指腹向下按压冲阳穴，每次1～3分钟，以局部酸胀为度。

 功效主治 和胃化痰，通络宁神。主治口眼㖞斜、面肿、齿痛、癫痫、狂痫、胃病、足痿无力。

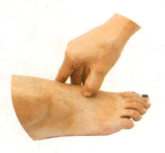

陷谷
治浮肿

 定位 第2和第3跖骨间，第2跖趾关节近端凹陷中。

 保健按摩 用拇指指腹向下按压陷谷穴，每次1～3分钟，以局部酸胀为度。

 功效主治 清热解表，和胃行水，理气止痛。主治面目浮肿、水肿、肠鸣腹痛、足背肿痛。

图解黄帝内经十四经脉养生

第三章 足阳明胃经：胃扬功能的庇护者

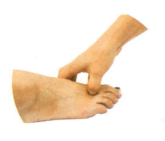

内庭
治消化不良

 定位　第2和第3趾间，趾蹼缘后方赤白肉际处。

 保健按摩　常用拇指指腹向下按压内庭穴，每次1~3分钟，以局部酸胀为度。

 功效主治　清胃热，化积滞。主治齿痛、咽喉肿痛、鼻衄、热病、吐酸、腹泻、痢疾、便秘、足背肿痛、跖趾关节痛。

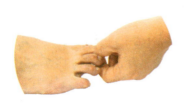

厉兑
治呕穴

 定位　第2趾末节外侧，趾甲根角侧后方0.1寸（指寸）。

 保健按摩　用拇指指甲尖垂直掐按厉兑穴，每次1~3分钟，以局部酸胀为度。

 功效主治　清热和胃，苏厥醒神，通经活络。主治鼻衄、齿痛、咽喉肿痛、热病、多梦、癫狂。

刮痧拔罐保健

▶▶ 刮拭足三里至丰隆段

刮胃经，由足三里穴处沿小腿外侧刮至丰隆穴处，具有健脾和胃、降逆止呃、通络止痛、益气养阴、宁心安神的作用，可改善消化不良、胃痛、胃炎、呃逆、心律不齐等症。

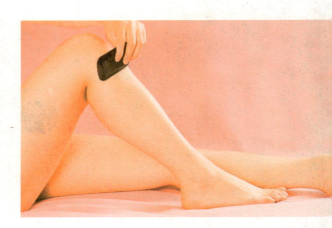

▶▶ 刮拭足三里至下巨虚段

刮胃经，由足三里穴处沿小腿外侧经上巨虚刮至下巨虚穴处，具有温肾健脾、止泻固涩的作用，可改善泄泻、肾虚、遗精、食欲不振等症。

▶▶ 刮拭髀关至丰隆段

刮胃经，由髀关穴沿经络循行经伏兔、梁丘、犊鼻、足三里等穴，至丰隆穴，具有通经活络、益气活血的作用，可改善中风所致的偏瘫、肢体麻木、关节炎等症。

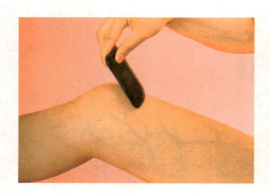 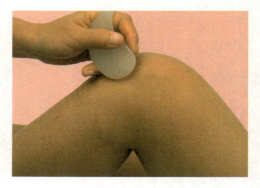

第三章 足阳明胃经：胃扬功能的庇护者

▶▶ 刮拭承满至天枢段

刮胃经，由承满穴处，经梁门刮至天枢穴处，具有补中益气、升阳举陷的作用，可改善胃下垂。

▶▶ 拔罐内庭

在内庭穴上行留罐法，可改善足趾关节肿痛。

▶▶ 拔罐足三里

在足三里穴处留罐 10~15 分钟，1 日 1 次，可改善胃寒所导致的疼痛和哮喘、肺炎等症。

第四章
足太阴脾经：治疗一切慢性病的关键

中医认为，脾为后天之本、气血生化之源。脾的功能旺盛，机体的消化吸收功能才能健全，才能化生精、气、血、津液，为机体提供足够的原料，使脏腑、经络、四肢百骸以及筋、肉、皮、毛等组织得到充分的营养。

经脉概况

经脉循行

足太阴脾经，起于足大趾末端，沿着大趾内侧赤白肉际，经过大趾本节后的第一跖趾关节后面，上行至内踝前面，再沿小腿内侧胫骨后缘上行，至内踝上8寸处交于足厥阴经之前，再沿膝股部内侧前缘上行，进入腹部，属脾，联络胃；再经过横膈上行，夹咽部两旁，连舌根，分散于舌下。其支脉，从胃上膈，注心中。

主要病候

胃脘痛、食则呕、嗳气、腹胀、便溏、黄疸、身重无力、舌根强痛、下肢内侧肿胀、厥冷等症。

主治概要

（1）脾胃病症：胃痛、呕吐、腹痛、泄泻、便秘等。

第四章 足太阴脾经：治疗一切慢性病的关键

（2）妇科病症：月经过多、崩漏等。

（3）前阴病：阴挺、不孕、遗精、阳痿等。

（4）经脉循行部位的其他病症：下肢痿痹、胸胁痛等。

经穴歌诀

足太阴脾二十一，起于隐白大包终。
脾胃肠腹泌尿好，五脏生殖血舌病。
隐白大趾内甲角，大都节前陷中寻。
太白节后白肉际，节后一寸是公孙。
商丘内踝前下找，踝上三寸三阴交。
踝上六寸漏谷是，陵下三寸地机朝。
膝内辅下阴陵泉，血海股内肌头间。
箕门血海上六寸，冲门曲骨三五偏。
冲上斜七是府舍，横下寸三腹结连。
脐旁四寸大横穴，适当脐旁四寸见。
腹哀建里旁四寸，中庭旁六食窦全。
天溪胸乡周荣上，四肋三肋二肋间。
大包腋下方六寸，腋中线上六肋间。

循行歌诀

太阴脾起足大趾，上循内侧白肉际。
核骨之后内踝前，上腨循行胫膝里。
股内前廉入腹中，属脾络胃与膈通。
夹喉连舌散舌下，支络从胃注心中。

脾经出现问题的表现

当脾经不通时，人体还会出现一些常

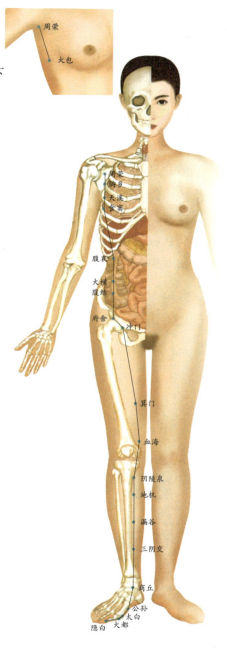

足太阴脾经
凡21穴
左右共42穴位

见的慢性病：身体的大脚趾内侧、脚内缘、小腿、膝盖或者大腿内侧、腹股沟等经络线路会出现冷、酸、胀、麻、疼痛等不适感；或者全身乏力，疼痛、胃痛、腹胀、大便稀、心胸烦闷、心窝下急痛；五官方面的舌根发强、饭后即吐、流口水等。

保养时间和方法

保养脾经的最佳时间是巳时（9—11点），要保证身体精、气、血和津液充足，最安全有效且持久的方法就是揉脾经，这样可以调节人体的消化系统功能，迅速增强人体的气血，为防病治病储备最大的能量。同时还要注意饮食，不食用燥热及辛辣刺激性的食物，以免伤胃败脾；不食生冷食物，以免寒凉损伤脾阳，导致脾失健运，湿邪内生；要保持好心情，喜悦轻松的心情对脾有益，嫉妒、忧虑、多思则对脾不利。

穴位按摩保健

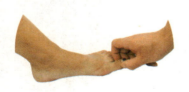

隐白
"妇科御医"

定位：大趾末节内侧，趾甲根角侧后方0.1寸（指寸）。

保健按摩：用拇指按压双足隐白穴，左旋按压15次，右旋按压15次。

功效主治：清心宁神，温阳回厥。主治月经过多、崩漏、便血、尿血、癫狂、多梦、惊风、腹满、暴泻。

第四章 足太阴脾经：治疗一切慢性病的关键

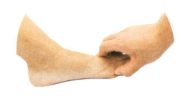

大都
补钙奇穴

定位 第1跖趾关节远端赤白肉际凹陷中。

保健按摩 用拇指指甲垂直掐按大都穴，每次1～3分钟，以局部酸胀为度。

功效主治 泄热止痛，健脾和中。主治腹胀、胃痛、呕吐、腹泻、便秘、热病、无汗。

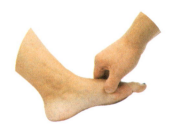

太白
健脾要穴

定位 第1跖趾关节近端赤白肉际凹陷中。

保健按摩 用拇指指腹垂直按压太白穴，每次1～3分钟，以局部酸胀为度。

功效主治 健脾，和中，涩肠。主治肠鸣、腹胀、腹泻、胃痛、便秘、体重节痛。

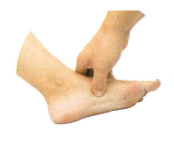

公孙
健脾益胃，治泄泻

定位 第1跖骨底的前下缘赤白肉际处。

保健按摩 用拇指指尖垂直揉按公孙穴，每次1～3分钟，以局部酸胀为度。

功效主治 健脾益胃，通调经脉。主治胃痛、呕吐、腹痛、泄泻、痢疾。

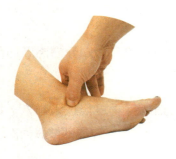

商丘
脾脏排毒要穴

- **定位**：内踝前下方，舟骨粗隆与内踝尖连线中点凹陷中。
- **保健按摩**：拇指按于商丘穴（其余四指附于足背），顺时针方向按揉约2分钟，以局部有酸胀感为度。
- **功效主治**：健脾化湿，通调肠胃。主治腹胀、腹泻、便秘、黄疸、足踝痛。

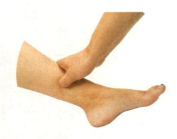

三阴交
女性朋友的"健康益友"

- **定位**：内踝尖上3寸，胫骨内侧缘后际。
- **保健按摩**：用拇指指尖垂直按压三阴交穴，每次1~3分钟，以局部有酸胀感为度。
- **功效主治**：健脾和胃，调补肝肾。主治肠鸣、腹胀、腹泻、月经不调、带下、阴挺、不孕、滞产、遗精、阳痿、遗尿、心悸、失眠、高血压、下肢痿痹、阴虚诸证。

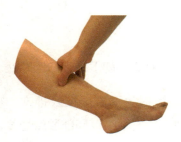

漏谷
擅于健脾，治肠鸣

- **定位**：内踝尖上6寸，胫骨内侧缘后际。
- **保健按摩**：每天坚持用拇指指腹按揉漏谷穴10分钟，以局部有酸胀感为度。
- **功效主治**：健脾和胃，利水除湿。主治腹胀、肠鸣、小便不利、遗精、下肢痿痹。

第四章 足太阴脾经：治疗一切慢性病的关键

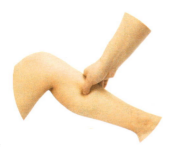

地机
健脾渗湿，调理月经

 定位 阴陵泉下3寸，胫骨内侧缘后际。

 保健按摩 食指指腹点按地机穴周围，寻找最敏感点，用拇指指腹由轻及重地按压敏感点，以能忍受为度。持续按压1分钟，每天进行1~2次。

 功效主治 健脾渗湿，调经止带，调燮胞宫。主治痛经、崩漏、月经不调、腹痛、腹泻、疝气、小便不利、水肿。

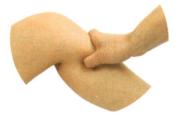

阴陵泉
健脾利水，通利三焦

 定位 胫骨内侧髁下缘与胫骨内侧缘之间的凹陷中。

 保健按摩 拇指指端放于阴陵泉穴处，先顺时针方向按揉2分钟，后再点按半分钟，以酸胀为度，早晚各1次。

 功效主治 清利湿热，健脾理气。主治腹胀、腹泻、水肿、黄疸、小便不利、遗尿、尿失禁、妇人阴中痛、痛经、遗精、膝痛。

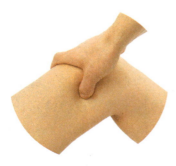

血海
补血养血，治经闭

 定位 髌底内侧端上2寸，股内侧肌隆起处。

 保健按摩 将双手拇指指腹分别放在两侧血海穴上，用力按揉2分钟，以局部酸胀为度。

 功效主治 活血化瘀，补血养血。主治月经不调、痛经、经闭、瘾疹、湿疹、丹毒、膝股内侧痛。

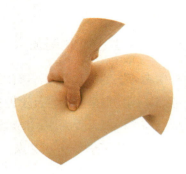

箕门
调下焦，健脾利水

定位	髌底内侧端与冲门的连线上1/3与下2/3交点，长收肌和缝匠肌交角的动脉搏动处。
保健按摩	用双手拇指指腹按压箕门穴5分钟，按压时要注意力度稍重。
功效主治	健脾渗湿、通利下焦。主治小便不利、遗尿、腹股沟肿痛。

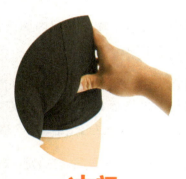

冲门
理血，调下焦

定位	腹股沟斜纹中，髂外动脉搏动处的外侧。
保健按摩	用双手拇指指腹按压冲门穴，用力方向由内向外，每次30秒左右，每日可多做几次。
功效主治	健脾化湿，理气解痉。主治腹痛、疝气、崩漏、带下、胎气上冲。

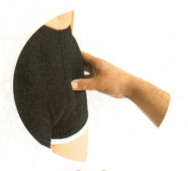

府舍
调气散结，治腹痛

定位	脐中下4.3寸，前正中线旁开4寸。
保健按摩	食指和中指伸直并拢，其余手指弯曲，用指腹揉按府舍穴。每日早晚各按压1次，每次1~3分钟。
功效主治	健脾理气，散结止痛。主治腹痛、积聚、妇人疝气。

第四章 足太阴脾经：治疗一切慢性病的关键

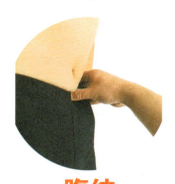

腹结
行气血，调脏腑

定位 脐中下1.3寸，前正中线旁开4寸。

保健按摩 用双手中指指腹按揉腹结穴并做环状运动，每次3分钟，每日2次。

功效主治 健脾温中，宣通降逆。主治腹痛、腹泻、食积、疝气。

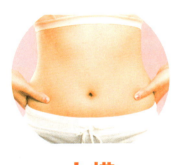

大横
健脾利湿，助消化

定位 脐中旁开4寸。

保健按摩 用双侧拇指点按同侧大横穴，持续5秒后再反复按压。

功效主治 温中散寒，通调腑气。主治腹痛、腹泻、便秘。

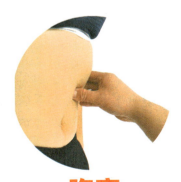

腹哀
助消化，治痢疾

定位 脐中上3寸，前正中线旁开4寸。

保健按摩 用手指指腹或指节向下按压腹哀穴，并作圈状按摩，以局部酸胀为度。

功效主治 健脾和胃，理气调肠。主治消化不良、腹痛、便秘、痢疾。

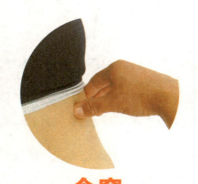

食窦
改善各种胃炎，调理脾病

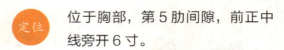

定位	位于胸部，第5肋间隙，前正中线旁开6寸。
保健按摩	用拇指指腹揉按食窦穴1~3分钟，以局部酸胀为度。
功效主治	宣肺平喘，健脾和中，利水消肿。主治胸胁胀痛、嗳气、反胃、腹胀、水肿。

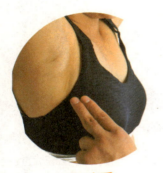

天溪
丰胸要穴

定位	第4肋间隙，前正中线旁开6寸。
保健按摩	用拇指指腹揉按天溪穴1~3分钟，以局部酸胀为度。
功效主治	宽胸通乳，理气止咳。主治胸胁疼痛、咳嗽、乳痈、乳少。

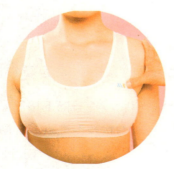

胸乡
理气宽胸，治胸痛

定位	第3肋间隙，前正中线旁开6寸。
保健按摩	拇指和其余四指微曲，如钳状夹持此处大筋，继而用力提拿深层肌肉，在指下产生滑动弹跳感最佳。
功效主治	疏泄三焦，宽胸理气。主治胸胁胀痛。

图解黄帝内经十四经脉养生

第四章 足太阴脾经：治疗一切慢性病的关键

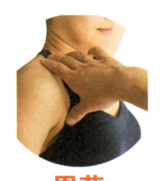

周荣
生发脾气，降气止咳

 定位：第2肋间隙，前正中线旁开6寸。

 保健按摩：用拇指按揉周荣穴100～200次，以局部酸胀为度。

 功效主治：宽胸理气，止咳化痰。主治咳嗽、气逆，胸胁胀满。

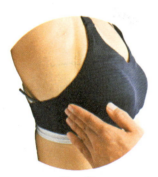

大包
改善关节疼痛

 定位：第6肋间隙，腋中线上。

 保健按摩：食指及中指指腹点按大包穴100～200次，以局部酸胀为度。

 功效主治：统血养经，宽胸止痛。主治气喘、胸胁痛、全身疼痛、四肢无力。

刮痧拔罐保健

▶▶ 刮拭阴陵泉至公孙段

刮脾经，由阴陵泉穴处沿小腿内侧向下，经地机、三阴交等穴，刮至公孙穴处，具有健脾和胃、通络止痛的作用，可改善消化不良、胃痛、胃炎、肢体麻木、关节炎等症。

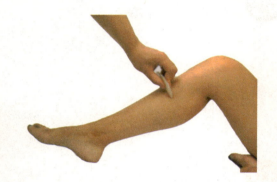
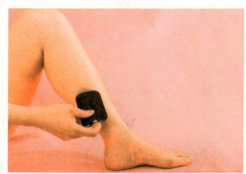

▶▶ 拔罐腹结、大横

在腹结、大横穴行留罐法，留罐时间10～15分钟，隔日1次，具有调和脾胃、祛痰化湿的作用，可改善食欲不振、胃痛、咳嗽痰多、肥胖等症。

▶▶ 拔罐商丘

在商丘穴行留罐法，具有舒筋活络、止痛的作用，可改善踝关节肿痛。

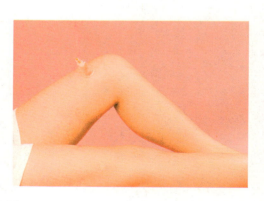

▶▶ 拔罐血海、三阴交

在血海、三阴交穴行留罐法，留罐10～15分钟，每日1次，具

| 第四章 足太阴脾经：治疗一切慢性病的关键

有补益肝肾、调和冲任的作用，可改善肝病、胸胁疼痛、不育、不孕等症。

▶ 拔罐阴陵泉

在阴陵泉穴行留罐疗法，每次留罐 10～15 分钟，每日 1 次，具有温补脾肾、清热利湿的作用，可改善慢性肝炎、食欲不振、遗精、阳痿、不育、发热、感冒、风湿病等症。

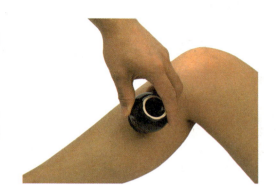

第五章
手少阴心经：攸关生死的经络

心主宰着人体五脏六腑、形体官窍的一切生理、心理活动，百病由心生。经络调理法是治疗早期心脏病的好方法，运用点穴的方法循经点按心经的穴位，通过经气传导，加快通往心脏气血运行的速度，达到恢复心脏功能的目的，这种方法值得推广。

经脉概况

✍ 经脉循行

手少阴心经，起于心中，出属心系（心与其他脏器相连的组织）；下行经过横膈，联络小肠。其支脉，从心系向上，夹着食道上行，连于目系（眼球连接于脑的组织）。其直行经脉，从心系上行到肺部，再向外下到达腋窝部，沿着上臂内侧后缘，行于手太阴经和手厥阴经的后面，到达肘窝；再沿前臂内侧后缘，至掌后豌豆骨部，进入掌内，止于小指桡侧末端。

🔍 主要病候

心痛、咽干、口渴、目黄、胁痛、上臂内侧痛、手心发热等症。

📋 主治概要

（1）心、胸、神志病症：心痛、心悸、癫狂、癫痫等。
（2）经脉循行部位的其他病症：肩臂疼痛、胁肋疼痛、腕臂痛等。

第五章 手少阴心经：攸关生死的经络

经穴歌诀

手少阴心起极泉，青灵少海灵道全。
通里阴郄神门下，少府少冲小指边。

循行歌诀

手少阴脉起心中，下膈直与小肠通。
支者还从肺系走，直上喉咙系目瞳。
直者上肺出腋下，臑后肘内少海从。
臂内后廉抵掌中，锐骨之端注少冲。

调节心脏节奏

我们的心脏每天都在跳动着，发出节奏单一却奇妙的乐音，为机体不断地输送着气血，营养着全身，延续着我们的生命。而手太阴心经就像是一个勤劳的鼓手，调节着心脏的这种节奏，掌控和续写着生命的乐章。一旦我们这个鼓手打鼓的节奏出现紊乱，我们的生命就会受到威胁，甚至死亡。中医学认为，心脏是生命的根本，它具有主血脉和主藏神的作用。

午时值班的君主

中医认为在五脏中，心为"君主之官"。君主，是一个国家的最高统治者，是全体国民的主宰者。相应的，心也就是人体生命活动的主宰，是脏腑中最重要的器官，它统率各个脏器，使之相互协调，共同完成各种复杂的生理活动，

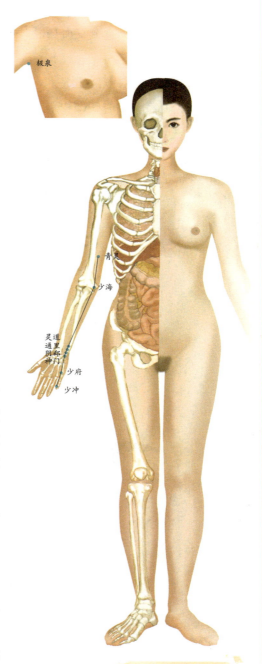

手少阴心经
凡9穴
左右共18穴位

如果心发生病变，则其他脏腑的生理活动也会出现紊乱而产生各种疾病。所以，疏通心经，让它的气血畅通对身体的整体调节是非常重要的。

保养时间和方法

心经在午时，即中午11点至下午1点最旺。午时阳气盛，动养阳，静养阴，所以此时宜静养。对于普通人来说，睡午觉最为重要，可以静卧闭目养神或小睡一会儿，但午睡不宜超过1个小时，否则易引起失眠。此外，还要注意心经的通畅，如果心经不畅，人体在午时就会有反应，轻者会有一种煎熬感，感觉胸闷、呼吸不畅或耳鸣、声哑；重则夜晚难以入睡，且多梦、盗汗、心里惶恐不安，总好像有什么事要发生似的。此时，照顾好心经，适时在心经上实施揉按会大有好处。

穴位按摩保健

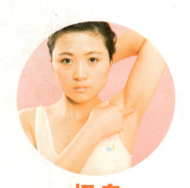

极泉
强健心脏，缓解胸闷

 定位　腋窝中央，腋动脉搏动处。

 保健按摩　上肢略外展，用左手或右手中指螺纹面按于对侧极泉穴，用力按揉2分钟，以局部有酸胀感为佳。

 功效主治　宽胸理气，通经活络。主治心痛、咽干烦渴、胁肋疼痛、瘰疬、肩臂疼痛。

第五章 手少阴心经：攸关生死的经络

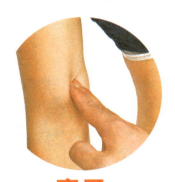

青灵
宽胸宁心，治目黄

 定位　肘横纹上3寸，肱二头肌内侧沟中。

 保健按摩　常用手掌拍打或用拇指指腹按揉青灵穴，每次1~3分钟，以局部有酸胀感为佳。

功效主治　运化心血。主治头痛、振寒、胁痛、肩臂疼痛。

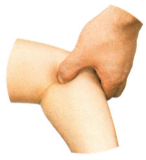

少海
益心安神有奇效

 定位　横平肘横纹，肱骨内上髁前缘。

 保健按摩　每天早晚用拇指指腹按压少海穴，每次1~3分钟，以局部有酸胀感为佳。

 功效主治　理气通络，益心安神，降浊升清。主治心痛、癔症、肘臂挛痛、臂麻手颤、头颈痛、腋胁部痛、瘰疬。

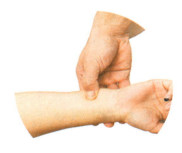

灵道
有效防治诸心痛

 定位　腕掌侧远端横纹上1.5寸，尺侧腕屈肌腱的桡侧缘。

 保健按摩　用拇指先轻揉灵道穴1分钟，然后重压按摩2分钟，最后轻揉1分钟，每天上下午各揉1次。

 功效主治　宁心，安神，通络。主治痛、悲恐善笑、暴喑、肘臂挛痛。

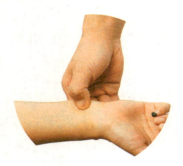

通里
调心脉，清心火

定位	尺侧腕屈肌腱的桡侧缘，腕横纹上1寸。
保健按摩	用手拇指端和其余四指相对，捏拿患者左右侧通里穴各36次为一遍，一般捏拿3~5遍，以局部有酸胀感为佳。
功效主治	清热安神，通经活络。主治肘臂肿痛、头痛、头昏、心悸、扁桃体炎。

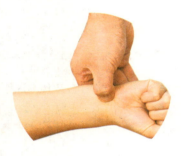

阴郄
沟通心肾，除心烦

定位	腕掌侧远端横纹上0.5寸，尺侧腕屈肌腱的桡侧缘。
保健按摩	用手指指腹按压阴郄穴，按摩时要注意力度适中，每次按摩5分钟，以局部有酸胀感为佳。
功效主治	宁心安神，清心除烦。主治心痛、惊悸、骨蒸盗汗、咯血、鼻衄。

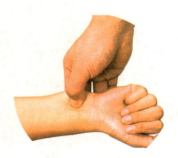

神门
治失眠，防老年痴呆

定位	腕掌侧横纹尺侧端，尺侧腕屈肌腱的桡侧凹陷中。
保健按摩	每天早晚用拇指指甲尖垂直掐按神门穴，每次1~3分钟，以局部有酸胀感为佳。
功效主治	调理气血，安神定志。主治心病、心烦、惊悸、怔忡、健忘、失眠、癫狂、癫痫、胸胁痛。

第五章 手少阴心经：攸关生死的经络

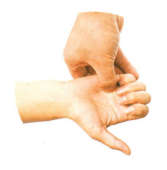

少府
安全有效的"清心丸"

 定位　横平第5掌指关节近端，第4和第5掌骨之间。

 保健按摩　常用拇指指尖按压少府穴，每次3～5分钟，以局部有酸胀感为佳。

 功效主治　清心泻热，理气活络。主治心悸、胸痛、手小指拘挛、臂神经痛。

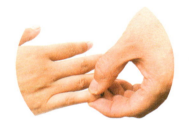

少冲
宁心清脑又开窍

 定位　小指末节桡侧，指甲根角侧上方0.1寸。

 保健按摩　用拇指和食指揉捏另一只手小指两侧的少冲穴，按压时要注意力度稍重，每次按摩5分钟，以局部有酸胀感为佳。

 功效主治　清热息风，醒神开窍。主治心悸、心痛、胸胁痛、癫狂、热病、昏迷。

刮痧拔罐保健

⏩ 刮拭通里至神门段

刮心经，由通里至神门穴，具有疏通气血、强心止痛的作用，对冠心病具有很好的疗效。

⏩ 刮拭阴郄至通里段

刮心经，由阴郄沿前臂前内侧刮至通里穴，具有益气养阴、宁心安神的作用，对调整心律不齐具有很好的效果。

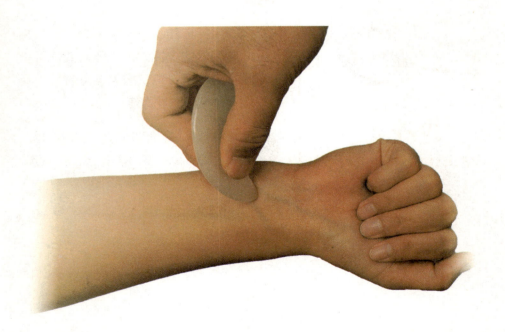

第五章 手少阴心经：攸关生死的经络

▶ 刮拭少海至神门段

刮心经，由少海穴经通里穴，刮至神门穴处，具有补益心肾、收涩止精的作用，对肾虚、遗精、阳痿等具有很好的疗效。

▶ 拔罐神门

在神门穴留罐 10 分钟，每日 1 次，具有养心安神的作用，对失眠、多梦、神经衰弱等有很好的疗效。

第六章
手太阳小肠经：心脏健康的晴雨表

中医有"小肠主液"之说，这是因为小肠能"泌别清浊"，参与了人体的水液代谢。小肠的这种功能决定了小肠经的治疗范围，凡与"液"有关的疾病，都可以先从小肠经来寻找解决办法。所以，手太阳小肠经是手到病除的液病杀手。

经脉概况

经脉循行

手太阳小肠经，起于手小指尺侧端，沿着手背外侧至腕部，出于尺骨茎突，直上沿着前臂外侧后缘，经尺骨鹰嘴与肱骨内上髁之间，沿上臂外侧后缘，到达肩关节，绕行肩胛部，交会于大椎，向下进入缺盆部，络于心，沿着食管，经过横膈，到达胃部，属于小肠。其支脉，从缺盆分出，沿着颈部，上达面颊，到目外眦，向后进入耳中。另一支脉，从颊部分出，上行目眶下，抵于鼻旁，至目内眦，斜行络于颧骨部。

主要病候

少腹痛、腰脊痛引睾丸、耳聋、目黄、颊肿、咽喉肿痛、肩臂外侧后缘痛等。

主治概要

（1）头面五官病症：头痛、目翳、咽喉肿痛等。

第六章 手太阳小肠经：心脏健康的晴雨表

（2）热病、神志病：昏迷、发热、疟疾等。

（3）经脉循行部位的其他病症：项背强痛、腰背痛、手指及肘臂挛痛等。

经穴歌诀

手太阳经小肠穴，少泽先于小指设。
前谷后溪腕骨间，阳谷须同养老列。
支正小海上肩贞，臑俞天宗秉风合。
曲垣肩外复肩中，天窗循次上天容。
此经穴数一十九，还有颧髎入听宫。

循行歌诀

手太阳经小肠脉，小指之端起少泽。
循手外侧出踝中，循臂骨出肘内侧。
上循臑外出后廉，直过肩解绕肩胛。
交肩下入缺盆内，向腋络心循咽嗌。
下膈抵胃属小肠，一支缺盆贯颈颊。
至目锐眦却入耳，复从耳前仍上颊。
抵鼻升至目内眦，斜络于颧别络接。

未时值班的工人

小肠经在未时，即13—15点最旺。中医认为，小肠是"受盛之官，化物出焉"。即它的主要工作是先吸收被脾胃腐熟后的食物的精华，然后再进行分配，将水液归于膀胱，糟粕送入大肠，精华输入到脾脏，所以小肠经被看成是人体未时值班的生产线工人，它辛勤地加工着供身体应用的养料。

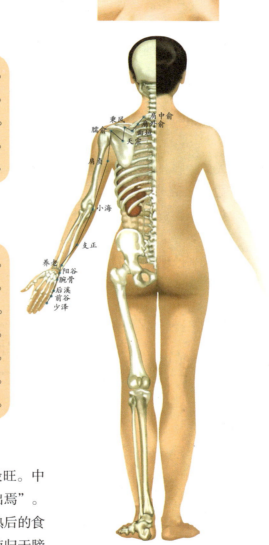

手太阳小肠经
凡19穴
左右共38穴位

疾病在小肠经上的表现

未时阳气开始下降,阴气开始上升,是按揉小肠经以保养小肠的最佳时间。保养小肠相当重要,因为心和小肠互为表里。表是阳,里是阴,阳出了问题,阴也会出问题,反之同样。心脏病在最初很可能会表现在小肠经上,有的人每到下午两点多钟就会胸闷心慌,可到医院又查不出心脏有什么问题,这就是因为小肠属阳属表,一旦出了问题,里边的心脏肯定也会出现问题。再者,小肠与脾胃的生理功能关系密切,二者同为机体升降之枢纽。小肠的气化存在于生命活动的全过程之中,是津液生成、输布、调节的重要器官。

保养时间和方法

按摩小肠经的最佳时间是下午13—15点,这时小肠经当令,经气最旺,人体主吸收。所以这也是为什么总强调"午餐要吃好"的根源了。因此,应在13点前用餐,而且午饭的营养要丰富,这样才能在小肠功能最旺盛的时候把营养物资充分吸收和分配。但是营养丰富还有一个前提,就是人体的吸收能力要好,否则再好的营养到体内也会成为无法消化的垃圾,人体还要耗费元气来处理这些垃圾,得不偿失。

穴位按摩保健

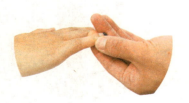

少泽
摆脱神经性头痛

 定位：位于小指末节尺侧,指甲根角侧上方0.1寸。

 保健按摩：用指甲尖垂直掐按少泽穴1~3分钟,以局部有酸胀感为佳。

 功效主治：开窍泄热,利咽通乳,主治头痛、颈项痛、中风昏迷、乳汁不足。

第六章 手太阳小肠经：心脏健康的晴雨表

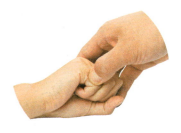

前谷
明目聪耳，治耳鸣

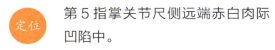
定位 第5指掌关节尺侧远端赤白肉际凹陷中。

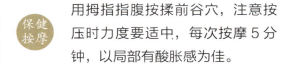
保健按摩 用拇指指腹按揉前谷穴，注意按压时力度要适中，每次按摩5分钟，以局部有酸胀感为佳。

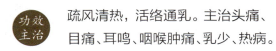
功效主治 疏风清热，活络通乳。主治头痛、目痛、耳鸣、咽喉肿痛、乳少、热病。

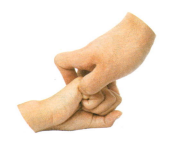

后溪
泻心火，壮阳气

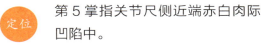
定位 第5掌指关节尺侧近端赤白肉际凹陷中。

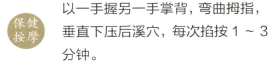
保健按摩 以一手握另一手掌背，弯曲拇指，垂直下压后溪穴，每次掐按1～3分钟。

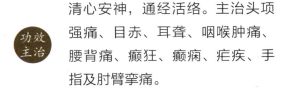
功效主治 清心安神，通经活络。主治头项强痛、目赤、耳聋、咽喉肿痛、腰背痛、癫狂、癫痫、疟疾、手指及肘臂挛痛。

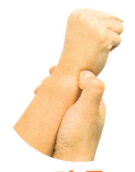

腕骨
要想颈椎安，常把腕骨按

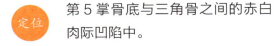
定位 第5掌骨底与三角骨之间的赤白肉际凹陷中。

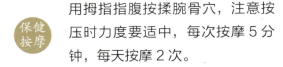
保健按摩 用拇指指腹按揉腕骨穴，注意按压时力度要适中，每次按摩5分钟，每天按摩2次。

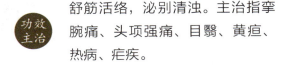
功效主治 舒筋活络，泌别清浊。主治指挛腕痛、头项强痛、目翳、黄疸、热病、疟疾。

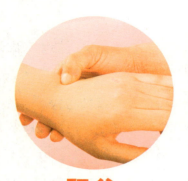

阳谷
让你青春不老

定位	尺骨茎突与三角骨之间的凹陷中。
保健按摩	用拇指指腹按压阳谷穴，每次1~3分钟，以局部有酸胀感为佳。
功效主治	疏风清热，通经活络。主治头痛、目眩、耳鸣、耳聋、热病、癫痫、狂痫、腕痛。

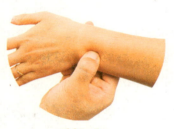

养老
专治老年症

定位	腕背横纹上1寸，尺骨头桡侧凹陷中。
保健按摩	用食指指尖垂直下压养老穴1~3分钟，以局部有酸胀感为佳。
功效主治	明目清热，舒筋活络。主治视物不明，肩、背、肘、臂酸痛。

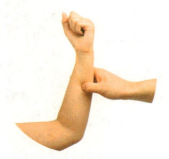

支正
常按可祛青春痘

定位	腕背侧远端横纹上5寸，尺骨尺侧与尺侧腕屈肌之间。
保健按摩	用拇指指腹按揉支正穴1~3分钟，以局部有酸胀感为佳。
功效主治	清热解表，通经活络。主治头痛、项强、肘臂酸痛、热病、癫狂、疣症。

图解黄帝内经十四经脉养生

第六章 手太阳小肠经：心脏健康的晴雨表

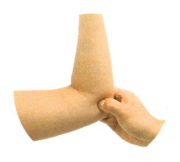

小海
常按脸色红润气色佳

定位 尺骨鹰嘴与肱骨内上髁之间凹陷中。

保健按摩 用拇指指腹按揉小海穴1～3分钟，以局部有酸胀感为佳。

功效主治 宁心安神，祛风散热。主治肘臂疼痛、麻木、癫痫。

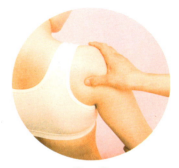

肩贞
摆脱肩周炎之苦

定位 肩关节后下方，腋后纹头直上1寸。

保健按摩 用拇指指腹按揉肩贞穴1～3分钟，以局部有酸胀感为佳。

功效主治 舒筋利节，通络散结。主治肩臂疼痛、上肢不遂、瘰疬。

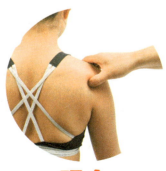

臑俞
肩臂疼痛的克星

定位 腋后纹头直上，肩胛冈下缘凹陷中。

保健按摩 用中指指腹按压臑俞穴，每次1～3分钟，以局部有酸胀感为佳。

功效主治 舒筋活络，化痰消肿。主治肩臂疼痛、肩不举、瘰疬。

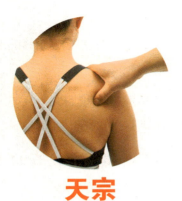

天宗
经常按揉能美胸

定位	肩胛冈中点与肩胛骨下角连线上1/3与下2/3交点凹陷中。
保健按摩	常用中指指腹按揉天宗穴,每次1~3分钟,以局部有酸胀感为佳。
功效主治	舒筋活络,理气消肿。主治肩胛疼痛、肩背部损伤、气喘。

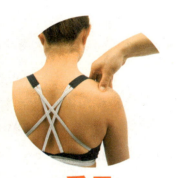

秉风
肩痛不举奇效穴

定位	肩胛冈中点上方冈上窝中。
保健按摩	用拇指指腹按揉秉风穴3~5分钟,以局部有酸胀感为佳。
功效主治	散风活络,止咳化痰。主治肩胛疼痛、上肢酸麻。

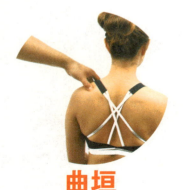

曲垣
疏风止痛,缓解肩周疼痛

定位	肩胛冈内侧端上缘凹陷中。
保健按摩	用拇指指腹按揉曲垣穴1~3分钟,以局部有酸胀感为佳。
功效主治	舒筋活络,疏风止痛。主治肩胛疼痛、上肢酸麻、咳嗽。

第六章 手太阳小肠经：心脏健康的晴雨表

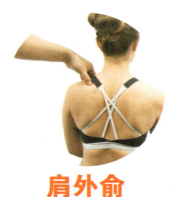

肩外俞
颈项强急疗效好

- 定位：第1胸椎棘突下，后正中线旁开3寸。
- 保健按摩：用拇指指腹按揉肩外俞穴3~5分钟，以局部有酸胀感为佳。
- 功效主治：舒筋活络，祛风止痛。主治肩背疼痛，颈项强急。

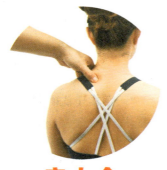

肩中俞
咳嗽不止有奇效

- 定位：第7颈椎棘突下，后正中线旁开2寸。
- 保健按摩：用拇指指腹按揉肩中俞穴3~5分钟，以局部有酸胀感为佳。
- 功效主治：解表宣肺，舒筋活络。主治咳嗽、气喘、肩背疼痛。

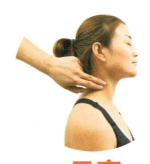

天窗
预防颈椎病的要穴

- 定位：横平喉结，胸锁乳突肌后缘。
- 保健按摩：用中指指腹按揉天窗穴3~5分钟，以局部有酸胀感为佳。
- 功效主治：利咽聪耳，祛风定志。主治耳鸣、耳聋、咽喉肿痛、暴喑、颈项强痛。

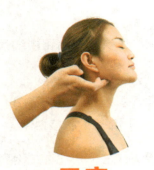

天容
清咽润喉的护嗓穴

定位 下颌角的后方，胸锁乳突肌的前缘凹陷中。

保健按摩 用中指指腹按揉天容穴3~5分钟，以局部有酸胀感为佳。

功效主治 聪耳利咽，清热降逆。主治耳鸣、耳聋、咽喉肿痛、颈项强痛。

图解黄帝内经十四经脉养生

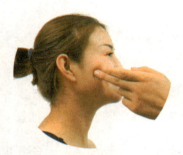

颧髎
三叉神经痛要穴

定位 颧骨下缘，目外眦直下凹陷中。

保健按摩 用双手中指指腹按揉颧髎穴1~3分钟，以局部有酸胀感为佳。

功效主治 祛风消肿。主治口眼㖞斜、齿痛、颊肿。

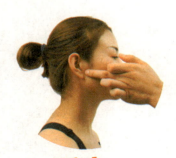

听宫
用脑过度耳鸣常用穴

定位 耳屏正中与下颌骨髁突之间的凹陷中。

保健按摩 用双手中指指腹按揉听宫穴1~3分钟，以局部有酸胀感为佳。

功效主治 聪耳开窍，宁神定志。主治耳鸣、耳聋、聍耳、齿痛。

第六章 手太阳小肠经：心脏健康的晴雨表

刮痧拔罐保健

▶▶ 刮拭小肠经

由上而下刮小肠经30次，具有调理肺气、止咳化痰、止哮平喘的作用，可改善支气管哮喘、咳嗽、肺炎、痰多等症。

▶▶ 拔罐前谷、后溪

在前谷、后溪穴上行留罐法，可改善掌指关节及近端指关节痛。

▶▶ 拔罐阳溪、腕骨

在阳溪穴、腕骨穴上行留罐法，可改善腕关节肿痛。

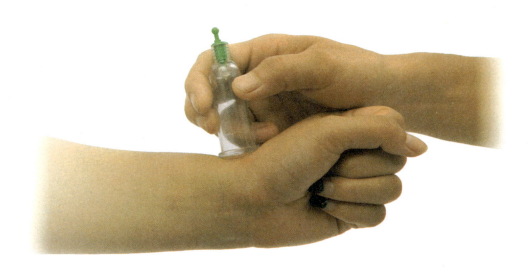

⏩ 拔罐天宗

将竹罐在煮沸的药水（药液制备：艾叶、杜仲、防风、麻黄、木瓜、川椒、穿山甲、土鳖虫、羌活、苍术、独活、苏木、红花、桃仁、透骨草、千年健、海桐皮各10克，乳香、没药各5克，布包加水煎煮）锅内煮2~3分钟，取出并甩尽药水，然后迅速留罐于天宗穴位上，留罐时间10~15分钟，每日1次或隔天1次。

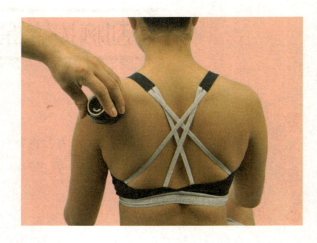

第七章
足太阳膀胱经：让身体固若金汤的根本

膀胱经是十四经脉中最长的一条经脉，也是穴位最多的经脉，它的通畅与否直接掌控着我们身体内毒素的排泄，绝不能忽略。如果这个掌控者发生异常，会影响全身毒素的排泄，从而出现头痛、头重、全身肌肉酸痛、脸部皮肤无光泽、耳鸣、容易疲劳、精神欠佳等症状。

经脉概况

经脉循行

足太阳膀胱经，起始于内眼角，向上过额部，与督脉交会于头顶。其支脉，从头顶分出到耳上角。其直行经脉，从头顶入颅内络脑，再浅出沿枕项部下行，从肩胛内侧脊柱两旁下行到达腰部，进入脊旁肌肉，入内络于肾，属于膀胱。一支脉从腰中分出，向下夹脊旁，通过臀部，进入腘窝中；一支脉从左右肩胛内侧分别下行，穿过脊旁肌肉，经过髋关节部，沿大腿外侧后缘下行，会合于腘窝内，向下通过腓肠肌，出外踝的后方，沿第5跖骨粗隆，至小趾的外侧末端。

主要病候

小便不通，遗尿，癫狂等；目痛，鼻塞多涕，头痛以及项、背、腰、臀部及下肢后侧本经循行部位疼痛。

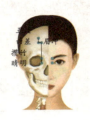
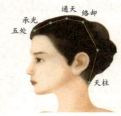

主治概要

（1）脏腑病症：十二脏腑及其相关组织器官病症。

（2）神志病症：癫、狂、痫等。

（3）头面五官病症：头痛、鼻塞、鼻衄等。

（4）经脉循行部位的其他病症：项、背、腰、下肢病症等。

经穴歌诀

六十七穴足太阳，睛明目内红肉藏。
攒竹眉冲与曲差，五处一五上承光。
通天络却下玉枕，天柱发际大筋上。
大杼风门肺厥阴，心俞督俞膈俞当。
肝胆脾胃具挨次，三焦肾俞海大肠。
关元小肠到膀胱，中膂白环寸半量。
上次中下四髎穴，一空一空骶孔藏。
会阳尾骨外边取，附分脊背第二行。
魄户膏肓神堂寓，譩譆膈关魂门详。
阳纲意舍胃仓随，肓门志室至胞肓。
二十一椎秩边是，承扶臀股纹中央。
殷门浮郄委阳至，委中合阳承筋量。
承山飞扬跗阳继，昆仑仆参申脉堂。
金门京骨束骨跟，通谷至阴小趾旁。

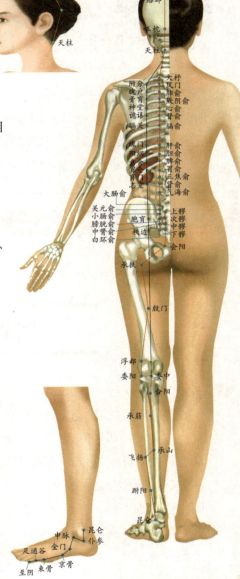

足太阳膀胱经
凡67穴
左右共134穴位

第七章 足太阳膀胱经：让身体固若金汤的根本

十四经脉的卫士

膀胱经上达头面、颈、背、腰、躯干，下抵腿、足，特别是背部有4条正经，使整个背部为之所主，又络肾，与心脑等器官直接发生关系，是十四经脉（含任、督二脉）中分布最广泛的经脉。该经有67穴之多，是穴位最多的经脉，可谓十四经脉的核心，这些特点也为膀胱经的卫士作用打下了结构基础。

足太阳膀胱经对人体健康的意义

足太阳膀胱经，太阳主表，能统摄营卫，又为诸阳主气。生理状态下，太阳经气充盛，功能正常，卫气行于肌表，发挥其卫外而固摄肌表的作用。发病时太阳经气虚弱，功能下降，卫气固表之功失调，外邪乘虚而入。因此，太阳经实为人体卫外的屏障，外邪入侵，太阳则首当其冲。所以医圣张仲景创立六经辨证，太阳病证为其首经，这显示了太阳经在外邪是否会使人体致病方面所处的重要地位，是身体抵御外界风寒的重要屏障。若这条经络通畅，外寒难以侵入，内毒及时排出，身体便会没有病邪入侵之患。

保养时间和方法

膀胱经在申时，即15—17点最旺。膀胱的主要功能是储尿和排尿，尿液也可以看成是人体排放出的污水。我们的膀胱经就像一个环保局局长，掌管着污水合理的排放。如果它滥用职权，玩忽职守，就会使膀胱功能失调，出现尿痛、排尿不畅，甚则出现癃闭的病症，最后就会出现毒物蓄积，危及全身脏腑功能，甚至生命。所以，膀胱经这个申时值班的环保局局长安于本职是很重要的。这段时间是一天最重要的喝水时间，要多喝水，肾脏和膀胱不好的人，更要在这段时间多喝水（不少于500毫升），有利于泄掉小肠注下的水液及周身的"火气"。

膀胱经从头顶到足部左右共134穴，可用双手拇指和食指捏住脊柱两边肌肉（或用掌根）尽可能从颈椎一直推到尾骨，然后十指并拢，按住脊柱向上推回到开始的位置，腿部的膀胱经可用点揉或敲打的方式充分刺激穴位。每日1次，每次反复推几遍。

穴位按摩保健

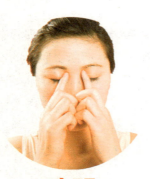

睛明
眼睛明亮的法宝

 定位　目内眦内上方眶内侧壁凹陷中。

 保健按摩　用拇指或食指指端按揉睛明穴,每次双侧同时按揉2分钟左右,以局部有酸胀感为佳。

 功效主治　疏风清热,通络明目。主治目赤肿痛、流泪、视物不明、目眩、近视、夜盲、色盲、急性腰扭伤、坐骨神经痛、心悸、怔忡。

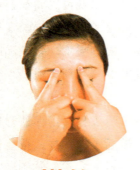

攒竹
治迎风流泪的奇效穴

 定位　眉头凹陷中,额切迹处。

 保健按摩　用两拇指面自眉心起,交替向上直推至前发际,约推30～50次,以局部有酸胀感为佳。

 功效主治　清热散风,活络明目。主治头痛、眉棱骨痛、眼睑下垂、口眼㖞斜、视物不明、流泪、目赤肿痛、呃逆。

第七章 足太阳膀胱经：让身体固若金汤的根本

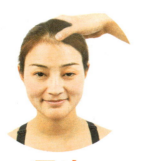

眉冲
感冒头痛鼻塞有奇效

定位 额切迹直上入发际0.5寸。

保健按摩 常用食指指腹按揉眉冲穴30～50次，以局部有酸胀感为佳。

功效主治 清热散风，通窍安神。主治眩晕、头痛、鼻塞、视物不明、目赤肿痛。

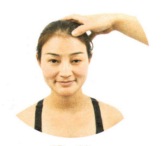

曲差
鼻炎鼻塞效果好

定位 前发际正中直上0.5寸，旁开1.5寸。

保健按摩 用食指指腹按压曲差穴，每次左右各1～3分钟，以局部有酸胀感为佳。

功效主治 疏风清热，通络明目。主治头痛、目眩、鼻塞、鼻衄。

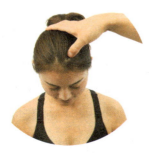

五处
头痛目眩不求人

定位 前发际正中直上1寸，旁开1.5寸。

保健按摩 用大拇指指腹按揉五处穴100～200次，以局部有酸胀感为佳。

功效主治 疏风清热，通络明目。主治头痛、目眩、癫痫。

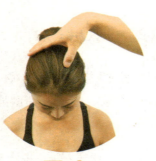

承光
放松大脑奇效穴

定位：前发际正中直上2.5寸，旁开1.5寸。

保健按摩：用大拇指指腹按揉承光穴100~200次，以局部有酸胀感为佳。

功效主治：疏风清热，通络明目。主治头痛、目眩、鼻塞、热病。

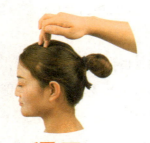

通天
揉揉鼻子马上通

定位：前发际正中直上4寸，旁开1.5寸。

保健按摩：用食指按压通天穴，每次3分钟左右，以局部有酸胀感为佳。

功效主治：清热散风，活络通窍。主治头痛、眩晕、鼻塞、鼻衄、鼻渊。

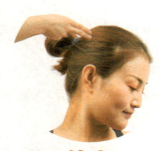

络却
耳鸣头晕有奇效

定位：前发际正中直上5.5寸，旁开1.5寸。

保健按摩：用食指指腹按揉络却穴1~3分钟，以局部有酸胀感为佳。

功效主治：祛风清热，明目通窍。主治头晕、视物不明、耳鸣。

第七章 足太阳膀胱经：让身体固若金汤的根本

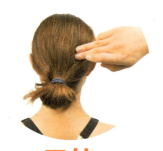

玉枕
头颈病痛一扫光

定位　横平枕外隆凸上缘，后发际正中旁开1.3寸。

保健按摩　两手掌心捂住两耳孔，两手五指对称横按在两侧后枕部，两手食指按压，然后叩击玉枕穴，可以听到类似击鼓的声音，一般击24或36下。

功效主治　开窍明目，通经活络。主治头颈痛、目痛、鼻塞。

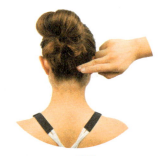

天柱
提神醒脑，去疲劳

定位　横平第2颈椎棘突上际，斜方肌外缘凹陷中。

保健按摩　用拇指按压天柱穴，以局部有酸胀感为佳。

功效主治　疏风解表，利鼻止痛。主治头痛、项强、鼻塞、癫狂、癫痫、肩背病、热病。

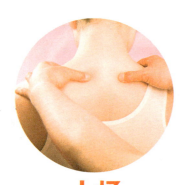

大杼
风湿痹症效果好

定位　第1胸椎棘突下，后正中线旁开1.5寸。

保健按摩　用中指指腹按压大杼穴，每次左右各按揉1～3分钟，以局部有酸胀感为佳。

功效主治　强筋骨，清邪热。主治咳嗽、发热、项强、肩背痛。

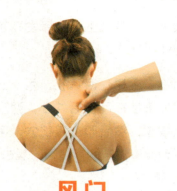

风门
感冒哮喘有奇效

- **定位**：第2胸椎棘突下，后正中线旁开1.5寸。
- **保健按摩**：用中指指腹按压风门穴，每次左右各按揉1～3分钟，以局部有酸胀感为佳。
- **功效主治**：宣肺解表，益气固表。主治感冒、咳嗽、发热、头痛、颈项强痛、胸背痛。

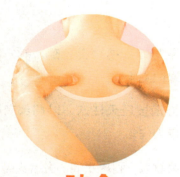

肺俞
防过敏性鼻炎有奇效

- **定位**：第3胸椎棘突下，后正中线旁开1.5寸。
- **保健按摩**：用中指指腹按压肺俞穴，每次左右各按揉1～3分钟，以局部有酸胀感为佳。
- **功效主治**：解表宣肺，肃降肺气。主治咳嗽、气喘、咯血、骨蒸潮热、盗汗、瘙痒、瘾疹。

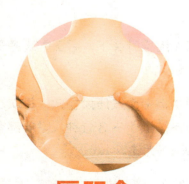

厥阴俞
止咳止呕效果好

- **定位**：第4胸椎棘突下，后正中线旁开1.5寸。
- **保健按摩**：用按摩棒轻轻拍打厥阴俞穴30～60下，以局部有酸胀感为佳。
- **功效主治**：宽胸理气，活血止痛。主治心痛、心悸、咳嗽、胸闷、呕吐。

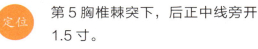

第七章 足太阳膀胱经：让身体固若金汤的根本

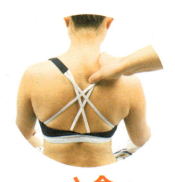

心俞
治疗咳喘的"小太阳"

 第5胸椎棘突下，后正中线旁开1.5寸。

 用双手拇指指腹按摩心俞穴1～3分钟，以局部有酸胀感为佳。

宽胸理气，通络安神。主治心痛、惊悸、失眠、健忘、癫痫、咳嗽、咯血、盗汗、遗精。

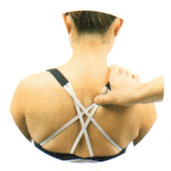

督俞
理气宽胸效果佳

 第6胸椎棘突下，后正中线旁开1.5寸。

 用拇指指腹或双掌按揉督俞穴1～3分钟，以局部有酸胀感为佳。

 理气止痛，强心通脉。主治心痛、胸闷、气喘、腹胀、腹痛、肠鸣、呃逆。

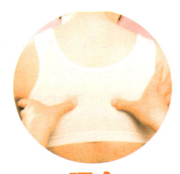

膈俞
促血液流通，增性欲

 第7胸椎棘突下，后正中线旁开1.5寸。

 用双手拇指指腹按摩膈俞穴1～3分钟，以局部有酸胀感为佳。

 理气宽胸，活血通脉。主治血瘀诸证、呕吐、呃逆、气喘、吐血、瘾疹、皮肤瘙痒、贫血、潮热、盗汗。

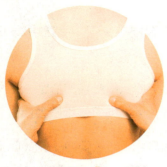

肝俞
理气明目，降肝火

定位 第9胸椎棘突下，后正中线旁开1.5寸。

保健按摩 双手拇指分别按压在双侧肝俞穴上做旋转运动，由轻到重至不能承受为止，每次10～30分钟，以局部有酸胀感为佳。

功效主治 疏肝利胆，理气明目。主治胁痛、黄疸、目赤、视物不明、目眩、夜盲、迎风流泪、癫狂、癫痫、脊背痛。

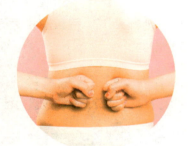

胆俞
肋间神经痛的奇效穴

定位 第10胸椎棘突下，后正中线旁开1.5寸。

保健按摩 用双手拇指按压胆俞穴，一面吐气一面用力按压，以局部有酸胀感为佳。

功效主治 疏肝利胆，清热化湿。主治胃脘部及肚腹胀满、呕吐、黄疸。

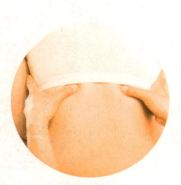

脾俞
养脾调胃，助饮食

定位 第11胸椎棘突下，后正中线旁开1.5寸。

保健按摩 用双手拇指指腹揉按脾俞穴1～3分钟，以局部有酸胀感为佳。

功效主治 健脾和胃，利湿升清。主治腹胀、黄疸、呕吐、泄泻、痢疾、便血、水肿、背痛。

图解黄帝内经十四经脉养生

第七章 足太阳膀胱经：让身体固若金汤的根本

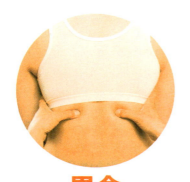

胃俞
防治胃病有效穴

 定位　第12胸椎棘突下，后正中线旁开1.5寸。

 保健按摩　用双手拇指指腹揉按胃俞穴1～3分钟，以局部有酸胀感为佳。

 功效主治　和胃健脾，理中降逆。主治胸胁痛、胃脘痛、呕吐、腹胀、肠鸣。

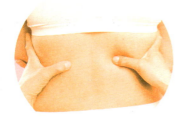

三焦俞
治疗糖尿病效果佳

 定位　第1腰椎棘突下，后正中线旁开1.5寸。

 保健按摩　用食指指腹点揉三焦俞穴3～5分钟，以局部有酸胀感为佳。

 功效主治　通利三焦，温阳化湿。主治肠鸣、腹胀、呕吐、腹泻、痢疾、小便不利、水肿、腰背强痛。

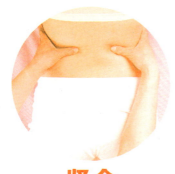

肾俞
强壮肾气，治阳痿

 定位　第2腰椎棘突下，后正中线旁开1.5寸。

 保健按摩　每日临睡前，坐于床边垂足解衣，舌抵上腭，目视头顶，两手摩擦双肾俞穴，每次10～15分钟。

 功效主治　益肾助阳，强腰利水。主治遗尿、遗精、阳痿、月经不调、白带、水肿、耳鸣、耳聋、腰痛。

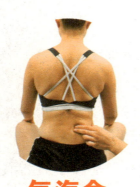

气海俞
调理气血，治腰疼

- **定位** 第3腰椎棘突下，后正中线旁开1.5寸。
- **保健按摩** 用拇指指腹点揉气海俞穴，以局部有酸胀感为佳。
- **功效主治** 益肾壮阳，调经止痛。主治肠鸣腹胀、痔漏、痛经、腰痛。

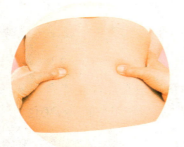

大肠俞
擅疗坐骨神经痛

- **定位** 第4腰椎棘突下，后正中线旁开1.5寸。
- **保健按摩** 用拇指指端往里向下叩按大肠俞穴，以小腹舒适为宜。
- **功效主治** 理气降逆，调和肠胃。主治腹胀、泄泻、便秘、腰痛。

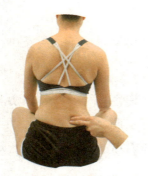

关元俞
尿频遗尿奇效穴

- **定位** 第5腰椎棘突下，后正中线旁开1.5寸。
- **保健按摩** 用双手拇指指腹揉按关元俞1～3分钟，以局部有酸胀感为佳。
- **功效主治** 培补元气，调理下焦。主治腹泻、前列腺炎、夜尿症、慢性盆腔炎、痛经。

图解黄帝内经十四经脉养生

第七章 足太阳膀胱经：让身体固若金汤的根本

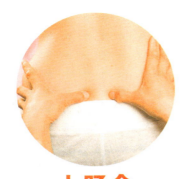

小肠俞
防治早泄效果佳

 定位　横平第1骶后孔，后正中线旁开1.5寸。

 保健按摩　用拇指指腹按揉小肠俞穴1～3分钟，以局部有酸胀感为佳。

 功效主治　通调大小便，清热利湿。主治遗精、遗尿、尿血、白带、小腹胀痛、泄泻、痢疾、疝气、腰骶痛。

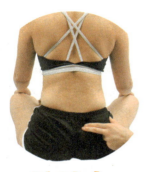

膀胱俞
治疗遗精遗尿有奇效

 定位　横平第2骶后孔，后正中线旁开1.5寸。

 保健按摩　用拇指指腹按揉两侧膀胱俞穴1～3分钟，以局部有酸胀感为佳。

 功效主治　清利湿热，通经活络。主治小便不利、遗尿、泄泻、便秘、腰脊强痛。

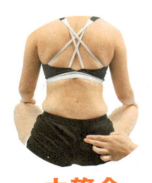

中膂俞
补肾阳，治泄泻

 定位　横平第3骶后孔，后正中线旁开1.5寸。

 保健按摩　每日按摩中膂俞穴1～3分钟，以局部有酸胀感为佳。

 功效主治　益肾温阳，调理下焦。主治泄泻、疝气、腰脊强痛。

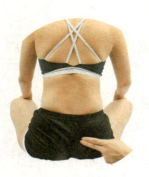

白环俞
温补下元，治遗尿

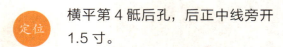
定位：横平第4骶后孔，后正中线旁开1.5寸。

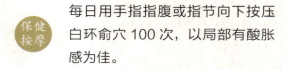
保健按摩：每日用手指指腹或指节向下按压白环俞穴100次，以局部有酸胀感为佳。

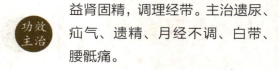
功效主治：益肾固精，调理经带。主治遗尿、疝气、遗精、月经不调、白带、腰骶痛。

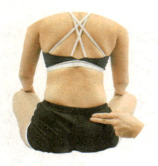

上髎
阴挺阳痿有奇效

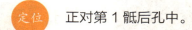
定位：正对第1骶后孔中。

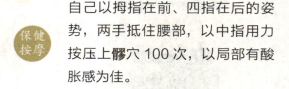
保健按摩：自己以拇指在前、四指在后的姿势，两手抵住腰部，以中指用力按压上髎穴100次，以局部有酸胀感为佳。

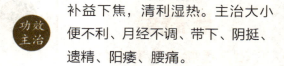
功效主治：补益下焦，清利湿热。主治大小便不利、月经不调、带下、阴挺、遗精、阳痿、腰痛。

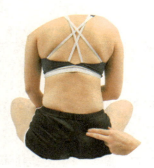

次髎
痛经带下疗效佳

定位：正对第2骶后孔中。

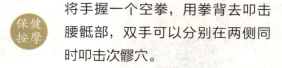
保健按摩：将手握一个空拳，用拳背去叩击腰骶部，双手可以分别在两侧同时叩击次髎穴。

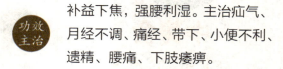
功效主治：补益下焦，强腰利湿。主治疝气、月经不调、痛经、带下、小便不利、遗精、腰痛、下肢痿痹。

图解黄帝内经十四经脉养生

第七章 足太阳膀胱经：让身体固若金汤的根本

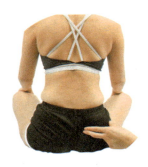

中髎
治疗便秘效果佳

 正对第3骶后孔中。

 将一手握空拳，用拳背去叩击腰骶部，双手可以分别在两侧同时叩击中髎穴，叩击的力量可稍大些。

 补益下焦，清利湿热。主治便秘、泄泻、小便不利、月经不调、带下、腰痛。

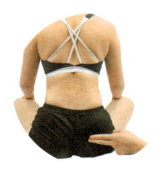

下髎
腹痛带下疗效好

 正对第4骶后孔中。

 将一手握空拳，用拳背去叩击腰骶部，双手可以分别在两侧同时叩击下髎穴，叩击的力量可稍大些。

 补益下焦，清利湿热。主治腹痛、便秘、小便不利、带下、腰痛。

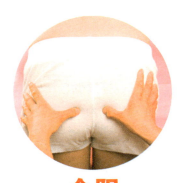

会阳
治疗痔疮有奇效

 尾骨端旁开0.5寸。

 用中指指腹揉按会阳穴1～3分钟，以局部有酸胀感为佳。

 清热利湿，理气升阳。主治泄泻、便血、痔疾、阳痿、带下。

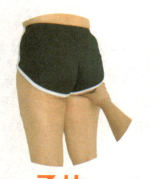

承扶
强化阴道收缩力

- **定位**：臀下横纹的中点。
- **保健按摩**：用中指指腹揉按承扶穴1～3分钟，以局部有酸胀感为佳。
- **功效主治**：舒筋活络，调理下焦。主治腰骶臀股部疼痛，痔疾。

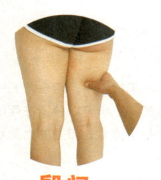

殷门
治疗腰背痠效果佳

- **定位**：臀下横纹下6寸，股二头肌与半腱肌之间。
- **保健按摩**：用中指指腹揉按殷门穴1～3分钟，以局部有酸胀感为佳。
- **功效主治**：舒筋通络，强腰膝。主治腰痛、下肢痿痹。

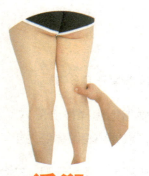

浮郄
舒筋利节，治麻木

- **定位**：腘横纹上1寸，股二头肌腱的内侧缘。
- **保健按摩**：用中指指腹点揉浮郄3～5分钟，以局部有酸胀感为佳。
- **功效主治**：清热降温，舒筋通络。主治便秘、股腘部疼痛、麻木。

第七章 足太阳膀胱经：让身体固若金汤的根本

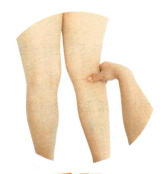

委阳
益气补阳，治腰腿痛

 定位　腘横纹上，股二头肌腱的内侧缘。

 保健按摩　用拇指指端按委阳穴1分钟，左右腿交替5～8次。

 功效主治　疏利三焦，通经活络。主治腹满、小便不利、腰脊强痛、腿足挛痛。

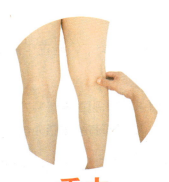

委中
解除腰背酸痛的奇效穴

 定位　腘横纹中点。

 保健按摩　用力掐按委中穴30～50次，以局部有酸胀感为佳。

 功效主治　通经活络，活血化瘀。主治腰痛、下肢痿痹、腹痛、吐泻、小便不利、遗尿、丹毒。

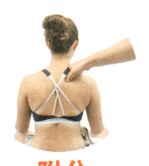

附分
肩膀酸痛特效穴

 定位　第2胸椎棘突下，后正中线旁开3寸。

 保健按摩　用拇指指腹点压附分穴，点压时一面缓缓吐气，一面强压6秒钟，如此重复20次。

 功效主治　舒筋活络，疏风散邪。主治颈项强痛、肩背拘急、肘臂麻木。

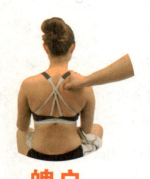

魄户

肺痨气喘疗效好

定位	第3胸椎棘突下,后正中线旁开3寸。
保健按摩	用两手拇指指腹用力按揉魄户穴,每次2分钟左右。
功效主治	理气降逆,舒筋活络。主治咳嗽、气喘、肺痨、项强、肩背痛。

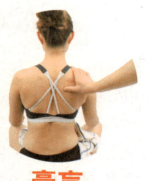

膏肓

一动消百病

定位	第4胸椎棘突下,后正中线旁开3寸。
保健按摩	用双手拇指指腹揉按膏肓穴1~3分钟,以局部有酸胀感为佳。
功效主治	益气补虚,通宣理肺。主治咳嗽、气喘、肺痨、健忘、遗精、完谷不化。

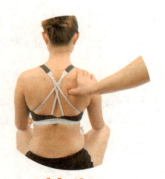

神堂

胸闷气喘疗效佳

定位	第5胸椎棘突下,后正中线旁开3寸。
保健按摩	用双手拇指直接点压神堂穴50~60次。
功效主治	通经活络,宣肺理气。主治咳嗽、气喘、胸闷、脊背强痛。

图解黄帝内经十四经脉养生

第七章 足太阳膀胱经：让身体固若金汤的根本

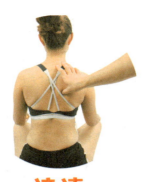

譩譆
疟疾热病用此穴

定位：第6胸椎棘突下，后正中线旁开3寸。

保健按摩：用拇指指腹按揉譩譆穴3分钟，每天早晚各1次。

功效主治：宣肺理气，通络止痛。主治咳嗽、气喘、肩背痛、疟疾、热病。

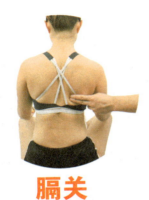

膈关
宽胸利膈，治胸闷

定位：第7胸椎棘突下，后正中线旁开3寸。

保健按摩：用双手手指指端轻轻揉压膈关穴，每次2分钟。

功效主治：宽胸理气，和胃降逆。主治胸闷、嗳气、呕吐、脊背强痛。

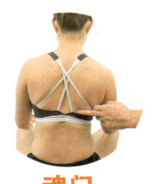

魂门
肝脏保养特效穴

定位：第9胸椎棘突下，后正中线旁开3寸。

保健按摩：用拇指直接点压魂门穴1～3分钟，以局部有酸胀感为佳。

功效主治：疏肝理气，降逆和胃。主治胸胁痛、呕吐、泄泻、背痛。

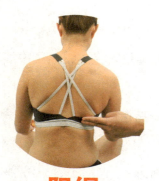

阳纲
散热降火

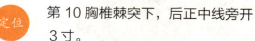

定位	第10胸椎棘突下，后正中线旁开3寸。
保健按摩	用拇指直接点压阳纲穴1~3分钟，以局部有酸胀感为佳。
功效主治	疏肝利胆，健脾和中。主治肠鸣、腹痛、泄泻、黄疸、消渴。

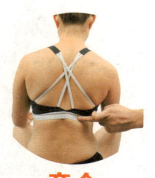

意舍
健脾化湿，治胃病

定位	第11胸椎棘突下，后正中线旁开3寸。
保健按摩	用双手拇指指腹揉按意舍穴1~3分钟，以局部有酸胀感为佳。
功效主治	健脾和胃，利胆化湿。主治腹胀、肠鸣、呕吐、泄泻。

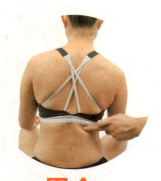

胃仓
理气和中，治水肿

定位	第12胸椎棘突下，后正中线旁开3寸。
保健按摩	以手指指腹或指节向下按压，并作圈状按摩胃仓穴。
功效主治	和胃健脾，消食导滞。主治胃脘痛、腹胀、小儿食积、水肿、背脊痛。

图解黄帝内经十四经脉养生

第七章 足太阳膀胱经：让身体固若金汤的根本

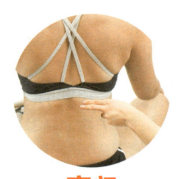

肓门
消痞，治便秘

 定位　第1腰椎棘突下，后正中线旁开3寸。

 保健按摩　用中指指腹揉按肓门穴3～5分钟，以局部有酸胀感为佳。

 功效主治　理气和胃，清热消肿。主治腹痛、便秘、痞块、乳疾。

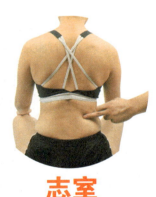

志室
防治各种前列腺疾病

 定位　第2腰椎棘突下，后正中线旁开3寸。

 保健按摩　用双手拇指指腹分别按揉两侧的志室穴1～3分钟，以局部有酸胀感为佳。

 功效主治　补肾壮腰，益精填髓。主治遗精、阳痿、小便不利、水肿、腰脊强痛。

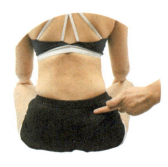

胞肓
通利二便，治肠鸣

 定位　横平第2骶后孔，后正中线旁开3寸。

 保健按摩　常用中指揉按胞肓穴1～3分钟，以局部有酸胀感为佳。

 功效主治　补肾强腰，通利大小便。主治肠鸣、腹胀、便秘、癃闭、腰脊强痛。

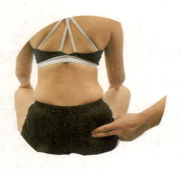

秩边
腰骶痛病的钥匙

定位	横平第4骶后孔，后正中线旁开3寸。
保健按摩	先用深沉力度揉按秩边穴，接着按顺、逆时针方向旋转揉按各60圈，以局部有酸胀感为佳。
功效主治	健腰腿，利下焦。主治小便不利、便秘、痔疾、腰骶痛、下肢痿痹。

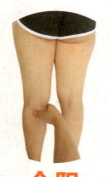

合阳
治肩背痛的特效穴

定位	腘横纹下2寸，腓肠肌内、外侧头之间。
保健按摩	用手掌从上向下推擦合阳穴及其周围1～3分钟。
功效主治	舒筋通络，调经止带，强健腰膝。主治腰脊痛、下肢酸痛、崩漏、子宫出血、带下。

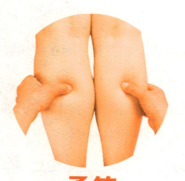

承筋
抽筋的特效穴

定位	腘横纹下5寸，腓肠肌两肌腹之间。
保健按摩	用大拇指按揉或弹拨承筋穴100～200次，以局部有酸胀感为佳。
功效主治	舒筋活络、强健腰膝、清泻肠热。主治腰痛、小腿痛、急性腰扭伤、腿抽筋、痔疮。

图解黄帝内经十四经脉养生

第七章 足太阳膀胱经：让身体固若金汤的根本

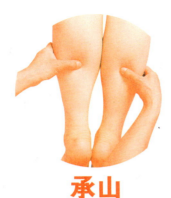

承山
有效的"解气穴"

定位　腓肠肌两肌腹与肌腱交角处。

保健按摩　用拇指指腹按摩承山穴，力度由轻到重，然后用手掌在穴位四周搓擦，令皮肤感到发热。

功效主治　理气止痛，舒筋活络，消痔。主治痔疮、便秘、腰背疼、腿抽筋、下肢瘫痪。

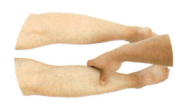

飞扬
常按此穴健步如飞

定位　昆仑直上7寸，腓肠肌外下缘与跟腱移行处。

保健按摩　清热安神，舒筋活络。主治头痛、目眩、腰腿疼痛、痔疾。

功效主治　用食指、中指指腹揉按飞扬穴1~3分钟，以局部有酸胀感为佳。

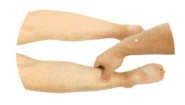

跗阳
舒筋退热，治腿肿

定位　位于小腿后面，昆仑直上3寸，腓骨与跟腱之间。

保健按摩　以两手拇指或屈拇指的指间关节桡侧，分别轻揉跗阳穴3~5分钟。

功效主治　舒筋活络，退热散风。主治头痛、腰骶痛、下肢痿痹、外踝肿痛。

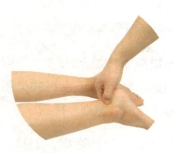

昆仑
安神清热，治脚肿

定位 外踝尖与跟腱之间的凹陷中。

保健按摩 指弯曲，用指节由上向下轻轻刮按昆仑穴1～3分钟。

功效主治 安神清热，舒筋活络。主治头痛、项强、目眩、癫痫、难产、腰骶疼痛、脚跟肿痛。

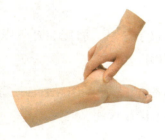

仆参
舒经活络，治足跟痛

定位 昆仑直下，跟骨外侧，赤白肉际处。

保健按摩 用拇指指腹按揉仆参穴1～3分钟，以局部有酸胀感为佳。

功效主治 强筋壮骨，通络止痛。主治下肢痿痹、足跟痛、癫痫。

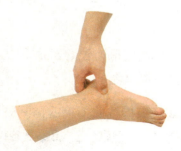

申脉
常按治失眠、头痛、眩晕

定位 外踝尖直下，外踝下缘与跟骨之间凹陷中。

保健按摩 每天用拇指指腹揉按申脉穴1～3分钟，以局部有酸胀感为佳。

功效主治 舒筋活络，清热安神，利腰膝。主治头痛、眩晕、癫狂、癫痫、腰腿酸痛、目赤痛、失眠。

图解黄帝内经十四经脉养生

第七章 足太阳膀胱经：让身体固若金汤的根本

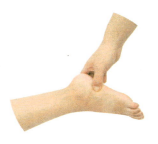

金门
安神开窍，治头痛

 定位 外踝前缘直下，第5跖骨粗隆后方，骰骨下缘凹陷中。

 保健按摩 常用拇指指腹揉按金门穴1～3分钟，以局部有酸胀感为佳。

 功效主治 安神开窍，通经活络。主治头痛、癫痫、小儿惊风、腰痛、下肢痿痹、外踝痛。

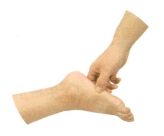

京骨
清热止痉，治目翳

 定位 第5跖骨粗隆下方，赤白肉际处。

 保健按摩 用拇指指腹按揉京骨穴1～3分钟，以局部有酸胀感为佳。

 功效主治 清热止痉，明目舒筋。主治头痛、项强、目翳、癫痫、腰痛。

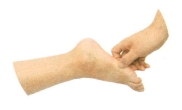

束骨
常按常揉降血压

 定位 第5跖趾关节的近端，赤白肉际处。

 保健按摩 用拇指按压束骨穴100次，以局部有酸胀感为佳。

 功效主治 疏经活络，散风清热，清利头目。主治头痛、项强、目眩、癫狂、腰腿痛。

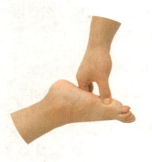

足通谷
清热安神,治目眩

 第5跖趾关节的远端,赤白肉际处。

 用拇指指腹按揉足通谷穴1～3分钟,以局部有酸胀感为佳。

 清头明目,利水通便。主治头痛、项强、目眩、鼻衄、癫狂。

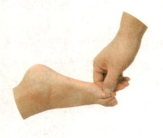

至阴
纠正胎位的奇效穴

 足小趾末节外侧,趾甲根角侧后方0.1寸。

 用拇指指腹按揉足至阴穴1～3分钟,以局部有酸胀感为佳。

 理气活血,清头明目。主治头痛、鼻塞、遗精、胎位不正、难产。

第七章 足太阳膀胱经：让身体固若金汤的根本

刮痧拔罐保健

▶▶ 刮拭膀胱经

沿发际下至第 7 胸椎，重点刮大杼、风门、肺俞穴，刮 15～20 次，具有清热解表、宣泄外邪、疏通阳气、解毒祛邪的作用，可改善感冒、发热等症。

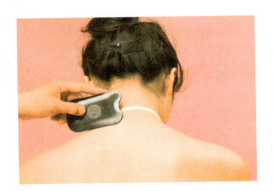 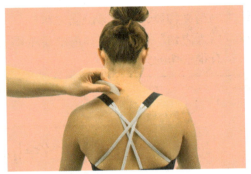

▶▶ 拔罐膀胱经膈俞至大肠俞段

先沿膀胱经膈俞穴至大肠俞行走罐治疗，至皮肤出现潮红且隐现出血点，然后将火罐吸附于脾俞、胃俞、肝俞，留罐 10 分钟，具有温胃、散寒、止痛的作用。

第八章
足少阴肾经：关乎你一生幸福的经络

中医认为肾脏是人体最重要的脏器之一，有"先天之本"之称。肾主藏精，这是肾的一个非常重要的功能。这里所说的精是维持人体生命活动的基本物质，肾藏精气有先天、后天之分，先天之精是从父母那里传承来的，是构成人体胚胎的原初物质；后天之精是出生后摄取的水谷精气及脏腑生理活动过程中所化生的精微物质，又称"脏腑之精"。"先天之精"是人体生长、发育的根本，"后天之精"是维持生命的物质基础，所以说，肾精是否充足与人的生老病死都有很密切的关系。

经脉概况

经脉循行

足少阴肾经，起于足小趾下，斜走足心，行舟骨粗隆下，经内踝的后方，向下进入足跟中，沿小腿内侧上行，经腘窝内侧，沿大腿内侧后缘上行，贯脊柱，属于肾，络于膀胱。其直行支脉，从肾脏向上经过肝、膈，进入肺脏，沿着喉咙，夹舌根旁；另一支脉，从肺分出，联络心，流注于胸中。

主要病候

咯血、气喘、舌干、咽喉肿痛、水肿、大便秘结、泄泻、腰痛、脊股内后侧痛、痿弱无力、足心热等症。

主治概要

（1）头面、五官病症：头痛、目眩、咽喉肿痛、齿痛、耳聋、耳鸣等。
（2）妇科、前阴病症：月经不调、遗精、阳痿、小便频数等。
（3）经脉循行部位的其他病症：下肢厥冷、内踝肿痛等。

第八章 足少阴肾经：关乎你一生幸福的经络

经穴歌诀

少阴经穴二十七，涌泉然谷与太溪。
大钟水泉与照海，复溜交信筑宾立。
阴谷膝内辅骨后，以上从足至膝求。
横骨大赫连气穴，四满中注肓俞脐。
商曲石关阴都密，通谷幽门一寸取。
步廊神封膺灵墟，神藏彧中俞府毕。

循行歌诀

足肾经脉属少阴，小趾斜趋涌泉心。
然骨之下内踝后，别入跟中腨内侵。
出腘内廉上股内，贯脊属肾膀胱临。
直者属肾贯肝膈，入肺循喉舌本寻。
支者从肺络心内，仍至胸中部分深。

抗衰老的专家

肾经之所以是抗衰老的专家，这与它的三大功能是分不开的，即它能保护元气、畅通血脉、保养肾脏，这三大功能正是充盈生命"三宝"所必需的。元气，又称真气，是人体中最基本、最根本的气，是生命活动所必需的。元气充沛的人，脏腑组织功能健旺，身体强壮少病；反之，如元气衰惫，人体就会生病、衰老。血脉是运行气血的通道，能营养全身，只有全身血脉畅通，我们才能生成精、气、神。肾脏是先天之本，有封藏的特性，它能藏精，使之不随意外泄，另将肾精化为肾气，因而与人体的生、长、壮、老、死的生命过程密切相关。

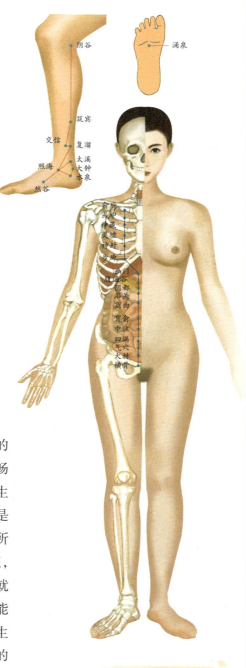

足少阴肾经
凡 27 穴
左右共 54 穴位

提高智力

肾经与智力有关，这是因为肾藏精，精生髓，髓聚而成脑。脑是人体内的"元阳（神）之府"，人的视、听、嗅、感觉及思维记忆等功能都源于此，而且这些功能又只在脑髓的充实时才能发挥作用，而髓海的充实又依赖于肾气的温煦、充养。如果肾精不足，髓海空虚，脑失所养，就会出现智力低下的现象。

提高生殖能力

肾经与生殖能力相关联，这是因为肾藏精，主二阴。当肾中的精气充盈到一定程度时会产生一种精微物质名"天癸"，这种精微物质类似于现代医学所说的"荷尔蒙"，能促进人体生殖器官发育成熟和维持人体的生殖功能。肾精一旦衰少，天癸亦随之衰竭，导致人的生殖功能衰退，生殖器官日趋萎缩，从而丧失生殖能力，可见，肾脏对于生殖功能的重要性。

保养时间和方法

酉时（17—19点）对应肾经，晚餐宜早、宜少，可饮酒1小杯，不可至醉。用热水洗脚，有降火、活血、除湿之功效。晚漱口，除去饮食之毒气残物，以利口齿。

肾经的保养方法主要是按摩，可以经常按摩腰部，起到补肾纳气的效果。然后脚底有一个涌泉穴，是肾经的一个重要的穴位，可以经常按摩它。

穴位按摩保健

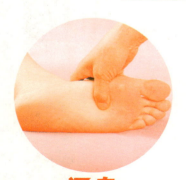

涌泉
人体长寿大穴

定位：屈足卷趾时足心最凹陷中。

保健按摩：用手掌来回搓摩涌泉穴和足底，持续10分钟，感觉发热发烫为宜。然后再用大拇指点按涌泉穴50次，力度以感觉酸痛为宜。

功效主治：滋肾益阴，平肝息风。主治昏厥、中暑、小儿惊风、癫痫、狂病、头痛、头晕、目眩、失眠、咯血、咽喉肿痛、喉痹、失声、大便难、小便不利、奔豚气、足心热。

图解黄帝内经十四经脉养生

第八章 足少阴肾经：关乎你一生幸福的经络

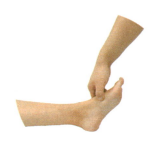

然谷
健脾开胃的"大功臣"

 定位 足舟骨粗隆下方，赤白肉际处。

 保健按摩 用拇指指腹按揉然谷穴1~3分钟，以局部有酸胀感为佳。

 功效主治 泻热，消胀，宁神。主治月经不调、阴挺、阴痒、白浊、遗精、阳痿、小便不利、咯血、咽喉肿痛、消渴、下肢痿痹、足跗痛、小儿脐风、口噤、腹泻。

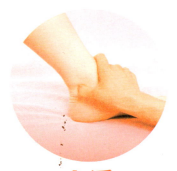

太溪
强身健体补肾要穴

 定位 内踝尖与跟腱之间的凹陷中。

 保健按摩 用拇指指腹由上往下按压太溪穴，每日早晚左右足各按压1~3分钟。

 功效主治 滋阴益肾，壮阳强腰。主治扁桃体炎、慢性咽炎、闭经、失眠、冠心病、早泄。

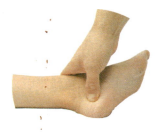

大钟
强腰壮骨的要穴

 定位 内踝下方，跟腱附着部的内侧前方凹陷中。

 保健按摩 拿捏大钟穴1~3分钟，以局部有酸胀感为佳。

 功效主治 益肾平喘，调理二便。主治痴呆、癃闭、遗尿、便秘、月经不调、咯血、气喘、腰脊强痛、足跟痛。

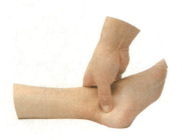

水泉
清热益肾的关键穴

定位	太溪直下1寸，跟骨结节内侧凹陷中。
保健按摩	用拇指指腹按揉水泉穴1～3分钟，以局部有酸胀感为佳。
功效主治	清热益肾，通经活络。主治月经不调、痛经、阴挺、小便不利、淋证、血尿。

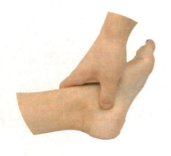

照海
快速摆平失眠的神奇穴

定位	内踝尖下1寸，内踝下缘边际凹陷中。
保健按摩	用拇指指腹轻轻向下揉按照海穴1～3分钟，以局部有酸胀感为佳。
功效主治	滋阴清热，调经止痛。主治失眠、癫痫、咽喉干痛、目赤肿痛、月经不调、痛经、带下、阴挺、小便频数、癃闭。

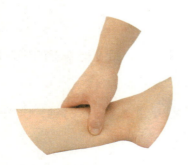

复溜
补肾益阴，治盗汗

定位	内踝尖上2寸，跟腱的前缘。
保健按摩	用拇指指腹由下往上推按复溜穴1～3分钟，以局部有酸胀感为佳。
功效主治	补肾益阴，温阳利水。主治水肿、汗证（无汗或多汗）、腹胀、腹泻、肠鸣、腰脊强痛、下肢痿痹。

第八章 足少阴肾经：关乎你一生幸福的经络

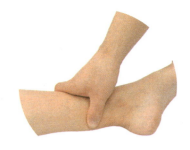

交信
调理女子月经的"专家"

 定位　内踝尖上2寸，胫骨内侧缘后际凹陷中。

 保健按摩　揉按交信穴，以局部有酸胀感为宜。

 功效主治　益肾调经，调理二便。主治月经不调、崩漏、阴挺、阴痒、腹泻、便秘、痢疾、五淋、疝气。

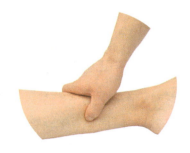

筑宾
补肾排毒要穴

 定位　太溪上5寸，比目鱼肌与跟腱之间。

 保健按摩　用食指指腹揉按筑宾穴1~3分钟，以局部有酸胀感为佳。

 功效主治　理下焦，清神。主治癫狂、疝气、呕吐涎沫、吐舌、小腿内侧痛。

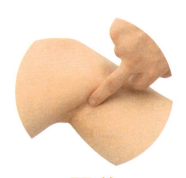

阴谷
帮你解决"难言之隐"

 定位　腘横纹上，半腱肌肌腱外侧缘。

 保健按摩　用食指指腹揉按阴谷穴，力度适中，每次揉按1~3分钟。

 功效主治　益肾调经，理气止痛。主治癫狂、阳痿、小便不利、月经不调、崩漏、膝股内侧痛。

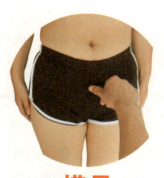

横骨
有效治疗前列腺疾病

- **定位**：脐中下5寸，前正中线旁开0.5寸。
- **保健按摩**：用拇指指腹从上向下推按横骨穴3~5分钟，以局部有酸胀感为佳。
- **功效主治**：益肾助阳，调理下焦。主治腹痛、外生殖器肿痛、遗精、闭经、盆腔炎。

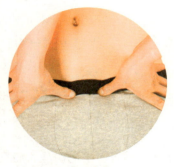

大赫
补肾又能去湿热

- **定位**：脐中下4寸，前正中线旁开0.5寸。
- **保健按摩**：用拇指指腹从上向下推摩大赫穴3~5分钟，以局部有酸胀感为佳。
- **功效主治**：温肾助阳，调经止带。主治遗精、月经不调、痛经、不孕、带下。

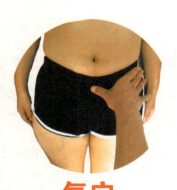

气穴
解决男女生殖疾病

- **定位**：脐中下3寸，前正中线旁开0.5寸。
- **保健按摩**：用拇指指腹从上向下推摩气穴3~5分钟，以局部有酸胀感为佳。
- **功效主治**：补益肾气，调理下焦。主治月经不调、痛经、带下、遗精、阳痿。

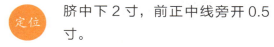
第八章 足少阴肾经：关乎你一生幸福的经络

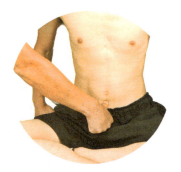

四满
调经止带要穴

 定位　脐中下2寸，前正中线旁开0.5寸。

保健按摩　用拇指指腹按揉四满穴1～3分钟，以局部有酸胀感为佳。

 功效主治　理气健脾，清热调经。主治痛经、不孕症、遗精、水肿、小腹痛、便秘。

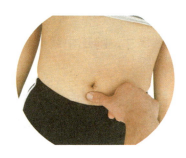

中注
行气调经促消化

 定位　脐中下1寸，前正中线旁开0.5寸。

 保健按摩　用拇指指腹按揉中注穴1～3分钟，以局部有酸胀感为佳。

 功效主治　通便止泻，行气调经。主治月经不调、腰腹疼痛、大便燥结、泄泻、痢疾。

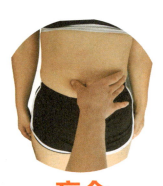

肓俞
腹痛绕脐奇效穴

 定位　脐中旁开0.5寸。

 保健按摩　用拇指指腹从上向下推摩肓俞穴3～5分钟，以局部有酸胀感为佳。

 功效主治　理气止痛，润肠通便。主治腹痛绕脐、呕吐、腹胀、痢疾、泄泻、便秘、疝气、月经不调、腰脊痛。

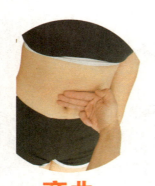

商曲
泄泻便秘奇效穴

 定位　脐中上2寸，前正中线旁开0.5寸。

 保健按摩　用拇指指腹从上向下推摩商曲穴3～5分钟，以局部有酸胀感为佳。

 功效主治　健脾和胃，消积止痛。主治绕脐腹痛、腹胀、呕吐、腹泻、痢疾、便秘。

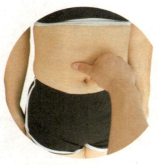

石关
脾胃虚弱疗效好

 定位　脐中上3寸，前正中线旁开0.5寸。

 保健按摩　用中指的指尖垂直向下按石关穴3～5分钟，以局部有酸胀感为佳。

 功效主治　滋阴清热，和中化湿。主治呕吐、腹痛、便秘、产后腹痛、不孕。

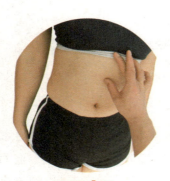

阴都
治愈胃痛的特效穴

 定位　脐中上4寸，前正中线旁开0.5寸。

 保健按摩　点按阴都穴位处用力以能耐受为度，以局部有酸胀感为佳。

 功效主治　调理肠胃，宽胸降逆。主治胃痛、腹胀、便秘。

图解黄帝内经十四经脉养生

第八章 足少阴肾经：关乎你一生幸福的经络

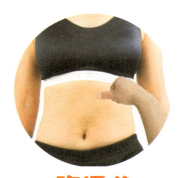

腹通谷
胃痛呕吐要穴

 定位　脐中上5寸，前正中线旁开0.5寸。

 保健按摩　用拇指指腹按揉腹通谷穴1~3分钟，以局部有酸胀感为佳。

 功效主治　健脾和胃，宽胸安神。主治腹痛、腹胀、呕吐、胸痛、急慢性胃炎。

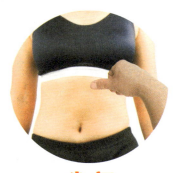

幽门
腹胀腹泻双调节

 定位　脐中上6寸，前正中线旁开0.5寸。

 保健按摩　用拇指指腹按揉幽门穴1~3分钟，以局部有酸胀感为佳。

 功效主治　健脾和胃，降逆止呕。主治腹痛、呕吐、腹胀、腹泻。

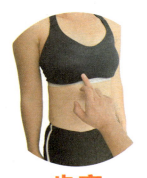

步廊
气喘胸痛有奇效

 定位　第5肋间隙，前正中线旁开2寸。

 保健按摩　用拇指指腹推抹步廊穴50~100次，以局部有酸胀感为佳。

 功效主治　宽胸理气，止咳平喘。主治咳嗽、哮喘、胸痛、乳痛、胸膜炎。

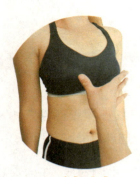

神封
止咳丰胸穴

 定位　第4肋间隙，前正中线旁开2寸。

 保健按摩　用拇指指腹推抹神封穴50～100次，以局部有酸胀感为佳。

 功效主治　通乳消痈，降逆平喘。主治咳嗽、气喘、胸胁支满、呕吐、不嗜食、乳痈。

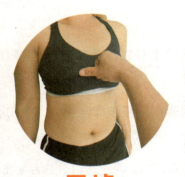

灵墟
咳嗽痰多奇效穴

 定位　第3肋间隙，前正中线旁开2寸。

 保健按摩　用拇指按压灵墟穴50～100次，以局部有酸胀感为佳。

 功效主治　宽胸理气，清热降逆。主治咳嗽、哮喘、胸痛、乳痈、胸膜炎、心悸。

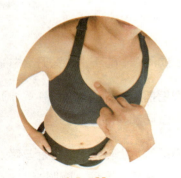

神藏
胸闷胸痛奇效穴

 定位　第2肋间隙，前正中线旁开2寸。

 保健按摩　用拇指按压神藏穴50～100次，以局部有酸胀感为佳。

 功效主治　宽胸理气，降逆平喘。主治咳嗽、哮喘、胸痛、支气管炎、呕吐。

第八章 足少阴肾经：关乎你一生幸福的经络

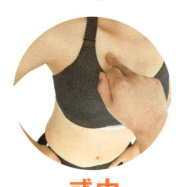

彧中
止咳平喘有奇效

 定位 第1肋间隙，前正中线旁开2寸。

 保健按摩 用拇指点按彧中穴50~100次，以局部有酸胀感为佳。

 功效主治 宽胸理气，止咳化痰。主治咳嗽、胸胁胀满、不嗜食、咽喉肿痛。

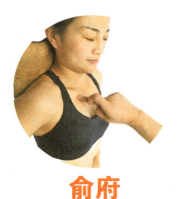

俞府
理气降逆，治气喘

 定位 锁骨下缘，前正中线旁开2寸。

 保健按摩 用力拇指或中指点按俞府穴3~5分钟，以局部有酸胀感为佳。

 功效主治 止咳平喘，理气降逆。主治咳嗽、气喘、胸痛、呕吐、不嗜食。

刮痧拔罐保健

▶ 刮拭三阴交至太溪段

刮肾经，由三阴交刮至太溪穴，具有益气养阴、宁心安神的作用，可改善失眠、多梦、神经衰弱、心律不齐等症。

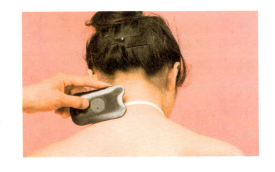

▶▶ 刮拭三阴交至涌泉

刮肾经，由三阴交穴沿小腿内侧，经复溜、太溪、大钟、照海等穴刮至足底部涌泉穴，具有活血利水、通经止痛的作用，可改善足跟痛、水肿、关节炎、下肢麻木等症。

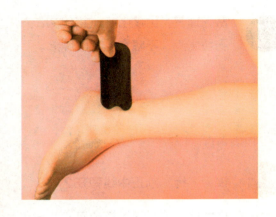
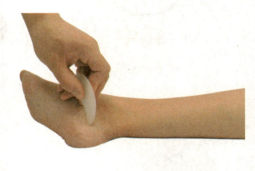

▶▶ 拔罐涌泉

在涌泉穴留罐10分钟，每日1次，具有养心安神的作用，可改善失眠多梦、神经衰弱、心脏疾病等症。

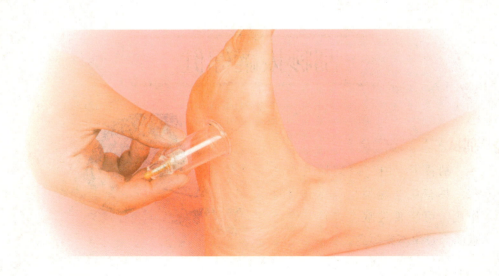

第八章 足少阴肾经：关乎你一生幸福的经络

▶▶ 拔罐太溪

在太溪穴留罐 3～5 分钟，2 日 1 次，具有滋水润肺、培元补肾、扶正固本的作用，可改善肺炎、肺结核、肾炎、性功能障碍、不孕不育、疲劳乏力、羸弱等症。

▶▶ 拔罐太溪、照海

在太溪、照海穴行留罐法，留罐 10～15 分钟，具有活血消瘀、通经止痛的作用，可改善足跟痛、关节炎、扭伤等症。

▶▶ 拔罐大赫

在大赫穴行留罐法，留罐 10～15 分钟，每日 1 次，具有补益肝肾、调和冲任的作用，可改善不育不孕及肝炎等症。

第九章
手厥阴心包经：为心脑血管保驾护航

中医讲心包经，简称"心包"，亦称"膻中"，是包在心脏外面的包膜，具有保护心脏的作用。古代医家认为，心为人身之君主，不得受邪，若外邪侵心，则心包经当先受病。如果要防止外邪逆传心包，而出现昏迷、胡言乱语等病入膏肓症状，要合理应用心包经，它是一条救命的经络。

经脉概况

经脉循行

手厥阴心包经，起于胸中，属心包络，向下经过横膈自胸至腹依次联络上、中、下三焦。其支脉，从胸部向外侧循行，至腋下3寸处，再向上抵达腋部，沿上臂内侧下行于手太阴、手少阴经之间，进入肘中，再向下到前臂，沿两筋之间，进入掌中，循行至中指的末端。一支脉从掌中分出，沿无名指到指端。

主要病候

心痛、胸闷、心悸、心烦、癫狂、腋肿、肘臂挛急、掌心发热等症。

主治概要

（1）心胸、神志病症：心痛、心悸、心烦、胸闷、癫痫、狂病等。

（2）胃腑病症：胃痛、呕吐等。

（3）经脉循行部位的其他病症：上臂内侧痛、肘臂挛麻、腕痛、掌中热等。

第九章 手厥阴心包经：为心脑血管保驾护航

经穴歌诀

心包手厥阴九穴，起于天池中冲尽。
心胸肺胃效皆好，诸痛痒疮亦可寻。
天池乳外旁一寸，天泉腋下二寸循。
曲泽腱内横纹上，郄门去腕五寸寻。
间使腕后方三寸，内关掌后二寸停。
掌后纹中大陵在，两条肌腱标准明。
劳宫屈指掌心取，中指末端是中冲。

循行歌诀

手厥阴心主起胸，属包下膈三焦宫。
支者循胸出胁下，胁下连腋三寸同。
仍上抵腋循臑内，太阳少阳两经中。
指透中冲支者别，小指次指络相通。

情绪与脏腑的关系

人的情绪活动与脏腑气血有着密切的关系，中医认为人的情绪能直接伤及脏腑从而引发疾病，所以很重视对"七情"（喜、怒、忧、思、悲、恐、惊）的调节。在正常情况下，"七情"是人体对客观事物和现象所做出的情绪反应，一般不会使人发病，只有突然、强烈或长期持续的情绪刺激，超过人体本身的生理调节范围，引起脏腑气血功能紊乱，才会导致疾病的发生。七情分属五脏，以喜、怒、思、悲、恐为代表，就叫"五志"，即心在情为喜，肝在情为怒，脾在情为思，肺在情为忧，肾在情为恐。毫无疑问，内脏的气血变化也会影响到情绪的变化，如

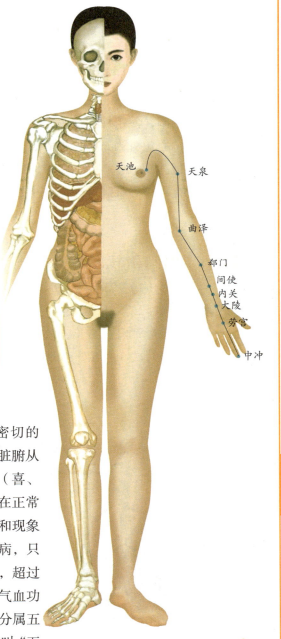

手厥阴心包经
凡9穴
左右共18穴位

《黄帝内经》说："肝气虚则恐，实则怒；心气虚则悲，实则笑不休。"反之，"七情"太过也会损伤相应的内脏，引起疾病。

心包经与心脏的关系

心包因其部位接近于心肺，又是人体宗气的发源地，能助心肺输传气血，协调阴阳，使精神愉快。心包可以保护心脏，使其不受外邪侵入；如有外邪侵入，心包首当其冲掩护心脏。因此，心包的一个重要功能就是代心受邪。它包裹并护卫着心脏，好像保护君主的"大内侍卫"，随时等待临危受命，代心行事。心脏病最先表现在心包上，心包经之病叫"心中大动"，患者会感觉心慌。

保养时间和方法

戌时（19—21点）对应心包经，此时不应该饮食刺激性食物，比如辣椒、浓茶、咖啡、烈酒等，这些刺激性食物会影响睡眠，不利于保健心包经。

晚饭后适宜散散步，散步时轻轻拍打心包经穴位，至潮红为宜，注意拍打力度，每次3～5分钟即可，有利于减少胸闷、心悸等不良症状。

图解黄帝内经十四经脉养生

穴位按摩保健

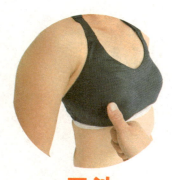

天池
女性宝穴

 定位　第4肋间隙，前正中线旁开5寸。

 保健按摩　用拇指或中指指腹压按天池穴3～5分钟。

 功效主治　活血化瘀，宽胸理气。主治咳嗽、痰多、胸闷、气喘、胸痛、腋下肿痛、乳痈、瘰疬。

第九章 手厥阴心包经：为心脑血管保驾护航

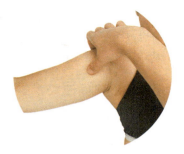

天泉
缓解胸闷效果佳

 定位 腋前纹头下2寸，肱二头肌的长、短头之间。

 保健按摩 用拇指或中指指腹揉按天泉穴1~3分钟，以局部有酸胀感为佳。

 功效主治 宽胸理气，活血通脉。主治心痛、咳嗽、胸胁胀满、胸背及上臂内侧痛。

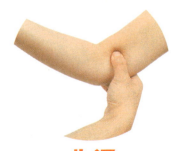

曲泽
可除去胸闷病

 定位 肘横纹上，肱二头肌腱的尺侧缘凹陷中。

 保健按摩 用拇指或中指指尖垂直按压曲泽穴1~3分钟，以局部有酸胀感为佳。

 功效主治 清热除烦，舒筋活血。主治心痛、心悸、善惊、胃痛、呕血、呕吐、暑热病、肘臂挛痛、上肢颤动。

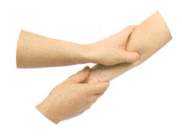

郄门
治疗心绞痛有奇效

 定位 腕掌侧远端横纹上5寸，掌长肌腱与桡侧腕屈肌腱之间。

 保健按摩 用拇指指腹揉按郄门穴1~3分钟，以局部有酸胀感为佳。

 功效主治 宁心安神，宽胸理气。主治急性心痛、心悸、心烦、胸痛、咯血、呕血、衄血、疔疮、癫痫。

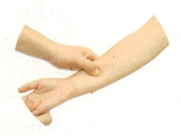

间使
治疗热病的奇效穴

定位 腕掌侧远端横纹上3寸，掌长肌腱与桡侧腕屈肌腱之间。

保健按摩 用拇指指腹按压间使穴3～5分钟，以局部有酸胀感为佳。

功效主治 宽胸和胃，清心安神，截疟。主治心痛、心悸、胃痛、呕吐、热病、疟疾、癫痫、狂痫、腋肿、肘挛、臂痛。

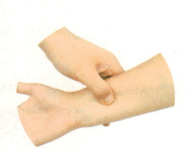

内关
心脏的保健要穴

定位 腕横纹向上三横指，掌长肌腱与桡侧腕屈肌腱之间。

保健按摩 食指中指合并，以两指指腹按揉内关穴100～200次，以局部有酸胀感为佳。

功效主治 宁心安神，理气止痛。主治心痛、胸闷、心动过速或过缓、胃痛、呕吐、呃逆、中风、偏瘫、眩晕、偏头痛、失眠、郁证、癫痫、狂痫、肘臂挛痛。

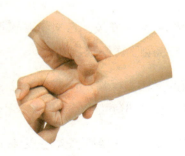

大陵
清泻心火，除口气

定位 腕掌侧远端横纹中，掌长肌腱与桡侧腕屈肌腱之间。

保健按摩 用拇指指尖垂直掐按大陵穴，每日早晚两侧各掐按1～3分钟。

功效主治 宁心安神，宽胸和胃。主治心痛、心悸、胸胁满痛、胃痛、呕吐、口臭、喜笑悲恐、癫痫、狂痫、臂挛痛。

第九章 手厥阴心包经：为心脑血管保驾护航

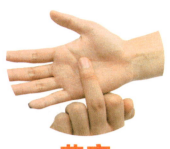

劳宫
强健心脏常用穴

 定位 横平第3掌指关节近端，第2、3掌骨之间偏于第3掌骨。

保健按摩 用拇指或中指指腹揉按劳宫1~3分钟，以局部有酸胀感为佳。

 功效主治 提神醒脑，清心安神。主治中风、昏迷、中暑、心痛、烦闷、癫痫、狂痫、口疮、口臭、鹅掌风。

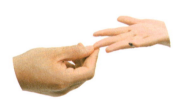

中冲
急救常用穴

 定位 中指末节尖端中央。

 保健按摩 用拇指指尖掐中冲穴约10秒钟，可用于急救。

 功效主治 苏厥开窍，清心泄热。主治心痛、心悸、中风、中暑、目赤、舌痛、小儿惊风。

刮痧拔罐保健

▶▶ 刮拭心包经

刮心包经，由曲泽穴处沿前臂前侧正中线，经郄门刮至内关穴处，具有健脾和胃、通络止痛的作用。

▶▶ 刺拔曲泽

在曲泽穴的血络处用三棱针点刺出血，然后留罐10～15分钟，具有解表清暑、开窍醒神的功效，可改善哮喘、高热惊厥、掌心热、心烦等症。

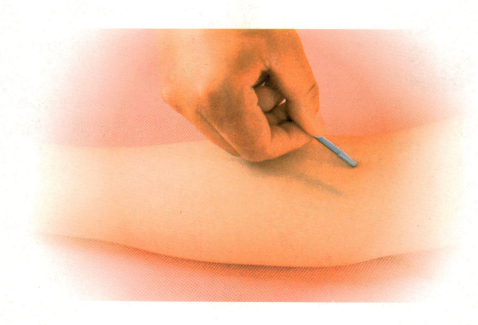

第九章 手厥阴心包经：为心脑血管保驾护航

▶ 拔罐内关

将内关穴消毒后，用闪罐法在穴位上拔罐，留罐10~15分钟，每天1~2次，具有健脾和胃、调整心率的作用，能改善胃部不适、冠心病、心绞痛、心律失常等症。

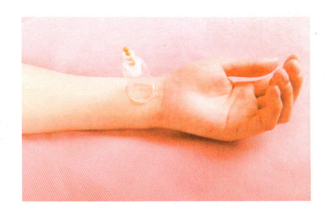

第十章
手少阳三焦经：人体健康的总指挥

手少阳三焦经内属三焦，三焦是一个找不到相应脏腑来对应的纯中医的概念，用通俗的话来说，三焦就是人整个体腔的通道。古人把心、肺归于上焦，脾、胃、肝、胆、小肠归于中焦，肾、大肠、膀胱归于下焦。按照《黄帝内经》的解释，三焦是调动运化人体元气的器官，负责合理地分配使用全身的气血和能量。具体说来，三焦的功能有两方面：一是通调水道，二是运化水谷。

经脉概况

经脉循行

手少阳三焦经，起于无名指尺侧末端，向上经小指与无名指之间、手腕背侧，上达前臂外侧，出于桡骨和尺骨之间，过肘尖，沿上臂外侧上行至肩部，交出足少阳经之后，进入缺盆部，分布于胸中，散络于心包，向下通过横膈，从胸至腹，依次属上、中、下三焦。其支脉，从胸中分出，进入缺盆部，上行经颈项旁，经耳后直上，到达额角，再下行至面颊部，到达眼眶下部。另一支脉，从耳后分出，进入耳中，再浅出到耳前，经上关、面颊到目外眦。

主要病候

腹胀、水肿、遗尿、小便不利、耳聋、耳鸣、咽喉肿痛、目赤肿痛、颊肿、耳后、肩臂肘部外侧疼痛等症。

主治概要

（1）头面五官病：头、目、耳、颊、咽喉病等。

第十章 手少阳三焦经：人体健康的总指挥

（2）热病：热病汗出。

（3）经脉循行部位的其他病症：胸胁痛、肩臂外侧痛、上肢挛急、麻木、不遂等。

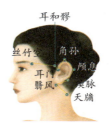

经穴歌诀

三焦经穴二十三，关冲液门中渚间。
阳池外关支沟正，会宗三阳四渎长。
天井清冷渊消泺，臑会肩髎天髎堂。
天牖翳风瘈脉青，颅息角孙耳门当。
和髎耳前发际边，丝竹空在眉外藏。

循行歌诀

手少阳经三焦脉，起于小指次指端。
两指歧骨手腕表，上出臂外两骨间。
肘后臑外循肩上，少阳之后交别传。
下入缺盆膻中分，散络心包膈里穿。
支者膻中缺盆上，上颈耳后耳角旋。
屈下至颐仍注颊，一支出耳入耳前。
却从上关交曲颊，至目尽眦乃尽焉。

三焦的功能

上焦的功能是气的升发和宣散，即宣发卫气、布散水谷精微以营养全身；中焦则具有消化、吸收并布散水谷精微和化生血液的功能；下焦的功能主要是排泄糟粕和尿液。可见，三焦表现为三大功能：一是运化水谷精微；二是通调全身水道；三是调整全身气化。总而言之就是主持水、谷、气的三大代谢，这与现代医学的内分泌系统极其相似。内分泌系统就是在

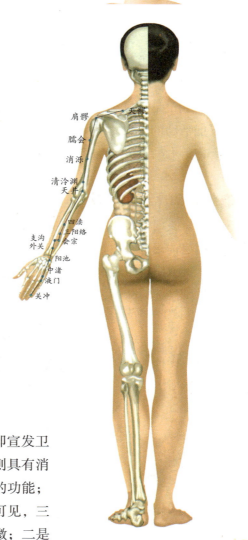

手少阳三焦经
凡23穴
左右共46穴位

神经系统的支配下，通过激素的作用，来调节人体的代谢过程、脏器功能、生长发育、生殖衰老，以及维持机体内环境的相对稳定。因此，三焦相当于人体的内分泌系统，三焦经就是调节这个内分泌系统的交通警。

亥时值班的大禹

三焦经在亥时，即21—23点最旺。三焦有疏通水道、运化水液的功能。我们知道，全身的水液代谢是由肺、脾、肾的协同作用而实现的，但必须以三焦为通道，才能正常地升降出入。如果三焦水道不够通利，则肺、脾、肾等输布、调节水液的功能难以实现。三焦除了疏通水道之外，还可通行元气。元气正是通过三焦输布至全身的五脏六腑，以激发、推动各个脏腑组织的功能活动的。由此可见，三焦一定要通畅，不通则生病。所以我们要利用好体内的大禹王三焦经当值的时段，让三焦通畅，使水液代谢平衡，元气运畅无阻。

保养时间和方法

亥时（21—23点）三焦通百脉，人如果在亥时睡眠，百脉可休养生息，对身体十分有益。

入睡前轻轻拍打三焦经循行路线，拍打3～5分钟即可，注意拍打力度。若不想此时睡觉，可听音乐、看书、看电视、练瑜伽，但最好不要超过亥时睡觉。

穴位按摩保健

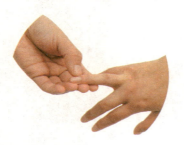

关冲
手上的祛火点

定位　第4指末节尺侧，指甲根角侧上方0.1寸（指寸）。

保健按摩　用拇指指尖掐按关冲穴1～3分钟，以局部有酸胀感为佳。

功效主治　泻热开窍，清利喉舌。主治头痛、目赤、耳鸣、耳聋、喉痹、舌强、热病、中暑。

第十章 手少阳三焦经：人体健康的总指挥

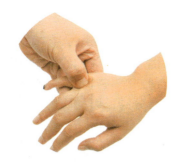

液门
人体最神奇的消炎穴

定位 第4、第5指间，指蹼缘后方赤白肉际凹陷中。

保健按摩 每晚睡前按揉液门穴3～5分钟，以局部有酸胀感为佳。

功效主治 清头目，利三焦，通络止痛。主治头痛、目赤、耳鸣、耳聋、喉痹、疟疾、手臂痛。

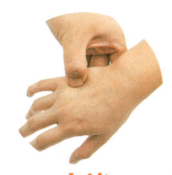

中渚
头晕眼花的奇效穴

定位 第4和第5掌骨间，第4掌指关节近端凹陷中。

保健按摩 用拇指按摩左右中渚穴各1～3分钟，以局部有酸胀感为佳。

功效主治 清热疏风，舒筋活络。主治头痛、目赤、耳鸣、耳聋、喉痹、热病、疟疾、肩背肘臂酸痛、手指不能屈伸。

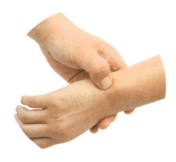

阳池
手足冰冷的克星

定位 腕背侧远端横纹上，指伸肌腱的尺侧缘凹陷中。

保健按摩 用食指点按阳池穴半分钟，随即按顺时针和逆时针方向按揉各1分钟，以局部感到酸胀为佳。

功效主治 清热通络，通调三焦。主治目赤肿痛、耳聋、喉痹、消渴、口干、腕痛、肩臂痛。

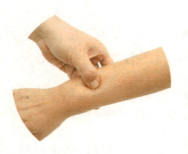

外关
瞬间恢复听力的"聪耳神穴"

定位 腕背侧远端横纹上2寸，尺骨与桡骨间隙中点。

保健按摩 用拇指点按外关穴约1分钟，然后分别按顺时针和逆时针方向按揉各1分钟，以酸胀感向腕部和手放散为佳。

功效主治 清热解毒，解痉止痛，通经活络。主治热病、头痛、目赤肿痛、耳鸣、耳聋、瘰疬、胁肋痛、上肢痿痹不遂。

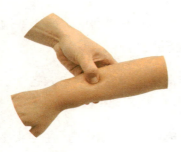

支沟
便秘宿便者的救星

定位 腕背侧远端横纹上3寸，尺骨与桡骨间隙中点。

保健按摩 用拇指指腹按住支沟穴，轻轻揉动，以酸胀感为宜，每侧1分钟。

功效主治 清热理气，降逆通便。主治耳聋、耳鸣、暴喑、胁肋痛、便秘、瘰疬、热病。

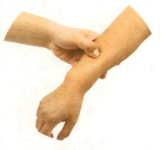

会宗
预防耳聋耳鸣的要穴

定位 腕背侧远端横纹上3寸，尺骨的桡侧缘。

保健按摩 用拇指用力按压会宗穴1~2分钟，以感到酸胀为宜。

功效主治 清利三焦，安神定志，疏通经络。主治耳鸣、耳聋、上肢痹痛。

第十章 手少阳三焦经：人体健康的总指挥

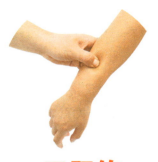

三阳络
主治头面五官疾病

 定位 腕背侧远端横纹上4寸，尺骨与桡骨间隙中点。

 保健按摩 用拇指用力按压三阳络穴1～2分钟，以感到酸胀为宜。

 功效主治 舒筋通络，开窍镇痛。主治耳聋、暴暗、齿痛、手臂痛。

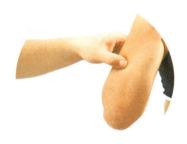

四渎
治疗咽喉肿痛有特效

 定位 肘尖下5寸，尺骨与桡骨间隙中点。

 保健按摩 对四渎穴进行点按，每次1～3分钟，以感到酸胀为宜。

 功效主治 开窍聪耳，清利咽喉。主治耳聋、暴暗、齿痛、咽喉肿痛、手臂痛。

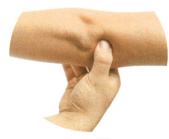

天井
睑腺炎的特效穴

 定位 肘尖上1寸凹陷中。

 保健按摩 用一手轻握另一手肘下，弯曲中指以指尖垂直向上按摩天井穴，每日早晚各按1次，每次左右各1～3分钟。

 功效主治 行气散结，安神通络。主治耳聋、癫痫、瘰疬、瘿气、偏头痛、胁肋痛、颈项肩臂痛。

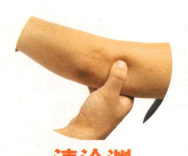

清泠渊
心里烦躁的解忧药

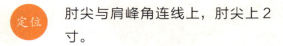
定位：肘尖与肩峰角连线上，肘尖上2寸。

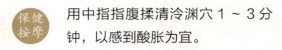
保健按摩：用中指指腹揉清泠渊穴1~3分钟，以感到酸胀为宜。

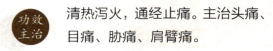
功效主治：清热泻火，通经止痛。主治头痛、目痛、胁痛、肩臂痛。

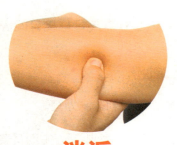

消泺
清热活络，治臂痛

定位：肘尖与肩峰角连线上，肘尖上5寸。

保健按摩：用中指指腹揉按消泺穴，持续3~5分钟为宜。

功效主治：清热安神，活络止痛。主治头痛、齿痛、项背痛。

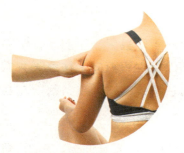

臑会
胸闷气短的克星

定位：肩峰角下3寸，三角肌的后下缘。

保健按摩：拿捏臑会穴，每次1~3分钟，以感到酸胀为宜。

功效主治：化痰散结，疏通经络。主治瘰疬、瘿气、上肢痹痛。

第十章 手少阳三焦经：人体健康的总指挥

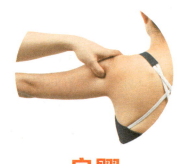

肩髎
肩周炎特效穴

 定位 肩峰角与肱骨大结节两骨间凹陷中。

 保健按摩 用拇指、食指和中指拿捏肩髎穴3～5分钟，每日早晚各1次。

 功效主治 祛风湿，通经络。主治臂痛、肩痛不举。

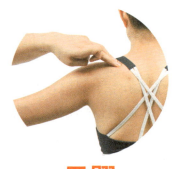

天髎
胸中烦满要穴

 定位 肩井与曲垣之间的中点，横平第1胸椎棘突。

 保健按摩 用大拇指做旋转按摩肩髎穴3～5分钟，以感到酸胀为宜。

 功效主治 祛风除湿，通经止痛。主治肩臂痛、颈项强痛。

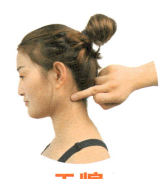

天牖
治头晕耳鸣有奇效

 定位 横平下颌角，胸锁乳突肌的后缘凹陷中。

 保健按摩 用中指指腹轻轻按摩天牖穴，每次3～5分钟。

 功效主治 清头明目，通经活络。主治头痛、头眩、项强、目视不明、暴聋、鼻衄、喉痹、瘰疬、肩背痛。

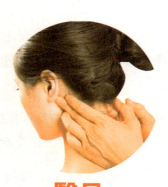

翳风
偏头痛的奇效穴

- **定位**：乳突下端前方凹陷中。
- **保健按摩**：用两手拇指或中指按在左右翳风穴上，同时顺时针方向按揉约2分钟，然后逆时针方向按揉约2分钟，以局部感到酸胀为佳。
- **功效主治**：聪耳通窍，散内泄热。主治耳鸣、耳聋、口眼㖞斜、面风、牙关紧闭、颊肿、瘰疬。

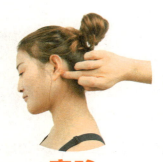

瘛脉
小儿惊风的特效穴

- **定位**：乳突中央，角孙至翳风沿耳轮弧形连线的上2/3与下1/3交点处。
- **保健按摩**：将食指和中指并拢轻轻贴于耳后根处，顺时针方向按摩瘛脉穴1～3分钟，早晚各1次。
- **功效主治**：息风止痉，活络通窍。主治头痛、耳鸣、耳聋、小儿惊风。

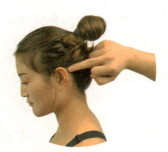

颅息
治耳痛耳鸣要穴

- **定位**：角孙至翳风沿耳轮弧形连线的上1/3与下2/3交点处。
- **保健按摩**：将食指和中指贴于耳后根处按摩颅息穴1～3分钟，每日早晚各1次。
- **功效主治**：通窍聪耳，泄热镇惊。主治头痛、耳鸣、耳痛、小儿惊风。

第十章 手少阳三焦经：人体健康的总指挥

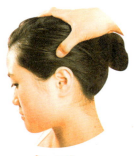

角孙
白内障特效穴

定位 耳尖正对发际处。

保健按摩 用拇指或中指顺时针方向按揉头两侧的角孙穴约1分钟，然后逆时针方向按揉约1分钟，以头两侧感到酸胀为佳。

功效主治 清热散风，消肿止痛。主治头痛、项强、痄腮、齿痛、目翳、目赤肿痛。

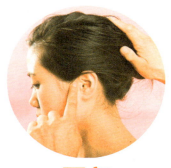

耳门
改善耳鸣要穴

定位 耳屏上切迹与下颌骨髁突之间的凹陷中。

保健按摩 每日早晚各揉按耳门穴1次，每次1～3分钟。

功效主治 开窍聪耳，泄热活络。主治耳鸣、耳聋、聤耳、齿痛、颈颔痛。

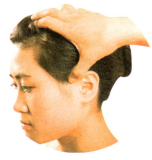

耳和髎
头重病特效穴

定位 鬓发后缘，耳郭根的前方，颞浅动脉的后缘。

保健按摩 用中指指腹轻轻按摩耳和髎穴，每次3～5分钟。

功效主治 祛风通络，消肿止痛。主治头痛、耳鸣、牙关紧闭、口㖞。

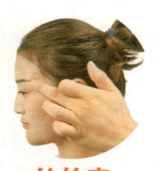

丝竹空
头痛头晕特效穴

 定位 眉梢凹陷中。

 保健按摩 用双手拇指顺时针方向按揉丝竹空穴约2分钟，然后逆时针方向按揉约2分钟，以局部感到酸胀并向眼睛周围放散为好。

 功效主治 清头明目，散风止痛。主治癫痫、头痛、目眩、目赤肿痛、齿痛。

刮痧拔罐保健

▶▶ 刮拭天髎至阳池段

刮三焦经，由天髎穴处沿经络循行经肩髎、臑会、天井、外关等穴，刮至阳池穴处，具有通经活络、益气活血的作用，可改善中风所致的偏瘫、肢体麻木等症。

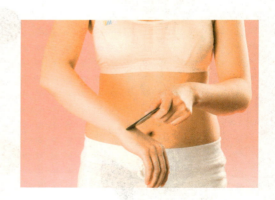

▶▶ 刮拭支沟至阳池段

刮三焦经，由支沟穴刮至阳池穴，具有清热润肺、清胃泻火、滋阴补肾、养阴增液的作用，可改善糖尿病、肺炎、上火、肾虚等症状。

第十章 手少阳三焦经：人体健康的总指挥

▶▶ 拔罐液门、中渚

在液门、中渚穴上行留罐法，可改善掌指关节及近端指关节痛。

▶▶ 拔罐支沟穴

在支沟穴留罐 10~15 分钟。每日 1 次，可以疏经利肺，能治疗便秘、两肋痛、耳鸣、耳聋等症。

第十一章
足少阳胆经：排解积虑的先锋官

胆经是一条能锻炼我们决策力的经络，是我们勇往直前的催化剂。中医认为胆主决断，即指胆有催化判断事物、做出决定措施的功能。肝胆在脏腑关系上互为表里，肝主谋虑，胆主决断，相互配合，使我们能进行正常的思维活动，我们常将勇敢的人称为"有胆量"，可见，胆与人的决断能力有密切的关系。

经脉概况

经脉循行

足少阳胆经，起于目外眦，上行额角部，下行至耳后，沿颈项部至肩上，下入缺盆。耳部分支，从耳后进入耳中，出走耳前到目外眦后方。外眦部支脉，从目外眦下走大迎，会合于手少阳经到达目眶下，行经颊车，由颈部下行，与前脉在缺盆部会合，再向下进入胸中，穿过横膈，络肝，属胆，再沿胁肋内下行至腹股沟动脉部，经过外阴部毛际横行入髋关节部。其直行经脉，从缺盆下行，经腋部、侧胸部、胁肋部，再下行与前脉会合于髋关节部，再向下沿着大腿外侧、膝外缘下行经腓骨之前，至外踝前，沿足背部，止于第4趾外侧端。足背部分支，从足背上分出，沿第1和第2跖骨间，出于大趾端，穿过趾甲，出趾背毫毛部。

主要病候

口苦，目眩，疟疾，头痛，颔痛，目外眦痛，缺盆部肿痛，腋下肿，胸，胁、股及下肢外侧痛，足外侧痛，足外侧发热等症。

第十一章 足少阳胆经：排解积虑的先锋官

主治概要

（1）头面五官病症：侧头、目、耳、咽喉病等。

（2）肝胆病：黄疸、口苦、胁痛等。

（3）热病、神志病：发热、癫狂等。

（4）经脉循环部位的其他病症：下肢痹痛、麻木、不遂等。

经穴歌诀

足少阳经瞳子髎，四十四穴行迢迢。
听会上关颔厌集，悬颅悬厘曲鬓翘。
率谷天冲浮白次，窍阴完骨本神至。
阳白临泣开目窗，正营承灵脑空是。
风池肩井渊腋长，辄筋日月京门乡。
带脉五枢维道续，居髎环跳市中渎。
阳关阳陵复阳交，外丘光明阳辅高。
悬钟丘墟足临泣，地五侠溪窍阴闭。

循行歌诀

足脉少阳胆之经，始从两目锐眦生。
抵头循角下耳后，脑空风池次第行。
手少阳前至肩上，交少阳右上缺盆。
支者耳后贯耳内，出走耳前锐眦循。
一支锐眦大迎下，合手少阳抵项根。
下加颊车缺盆后，入胸贯膈络肝经。
属胆仍从胁里过，下入气街毛际萦。
横入髀厌环跳内，直者缺盆下腋膺。
过季胁下髀厌内，出膝外廉是阳陵。
外辅绝骨踝前过，足跗小趾次趾分。
一支别从大趾去，三毛之际接肝经。

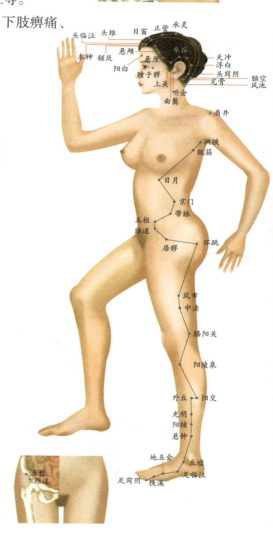

足少阳胆经
凡44穴
左右共88穴位

子时值班的法官

胆经在子时，即夜晚23点至凌晨1点最旺。中医讲到"凡是十一脏取决于胆"，就是说人体内其他11个脏器都依赖胆的功能支持，可见胆的重要性。胆气充实，则行事果断，脏腑气血功能发挥正常。所以我们要重视胆经当令的这段时间，养护好我们的胆，从而增强决断力，支持其他脏腑的功能。

保养时间和方法

子时（夜晚23至凌晨1点）对应胆经，安睡可以养元气，环境宜静，排除干扰。"睡不厌蹴，觉不厌舒"，即睡时可屈膝而卧，醒时宜伸脚舒体，使气血流通，不要只固定一种姿势。

敲胆经的最佳时间为每天7—11点之间最好。敲胆经时手握空拳，沿着臀部及大腿外侧胆经的走行方向，由上到下逐渐敲打，由于此处脂肪与肌肉比较丰富，需要力度比较大，才能对胆经有足够的刺激。胆经顺畅了，人所有的忧虑、恐惧、犹豫不决等都随着胆经的通畅排解出去了，该谋虑时谋虑，该决断时决断，那么，我们的肝胆必定会日益强壮而没有无谓的损耗，身心也会健康快乐。

图解黄帝内经十四经脉养生

穴位按摩保健

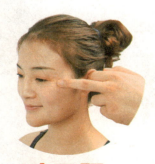

瞳子髎
治眼病，祛除鱼尾纹

 定位　目外眦外侧0.5寸凹陷中。

 保健按摩　用食指在眼尾处以轻揉提拉的方式按摩瞳子髎穴15次。

 功效主治　疏散风热，明目退翳。主治头痛、目赤肿痛、羞明流泪、白内障、目翳。

第十一章 足少阳胆经：排解积虑的先锋官

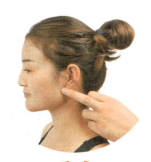

听会
身体自带的耳鸣药

 定位 耳屏间切迹与下颌骨髁突之间的凹陷中。

 保健按摩 用双手拇指桡侧面分别置于两侧听会穴处，顺时针方向按揉2分钟，再用拇指尖点按听会穴半分钟，点按时微微张口，以局部有明显酸胀感为佳。

 功效主治 开窍聪耳，活络安神。主治耳鸣、耳聋、聤耳、齿痛、口眼㖞斜。

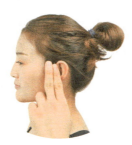

上关
常按预防视力减退

 定位 位于面部，颧弓上缘中央凹陷中。

 保健按摩 用中指指腹轻轻揉按上关穴1~3分钟，以局部感到酸胀为佳。

 功效主治 祛风镇惊，聪耳利齿。主治耳鸣、耳聋、聤耳、齿痛、面痛、口眼㖞斜、口噤。

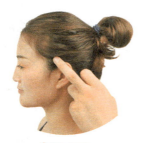

颔厌
祛风镇惊，治眩晕

 定位 从头维至曲鬓的弧形连线（其弧度与鬓发弧度相应）的上1/4与下3/4的交点处。

 保健按摩 用中指指腹或指节向下按压颔厌穴10秒后松手，如此反复5次，并作圈状按摩。

 功效主治 清热散风，通络止痛。主治偏头痛、眩晕、惊痫、耳鸣、目外眦痛、齿痛。

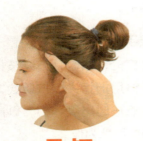

悬颅
偏头痛的奇效穴

 定位 从头维至曲鬓的弧形连线（其弧度与鬓发弧度相应）的中点处。

 保健按摩 用大拇指指腹由下往上揉按悬颅穴，有酸、胀、痛的感觉为宜。

 功效主治 祛风明目，清热消肿。主治偏头痛、目赤肿痛、齿痛。

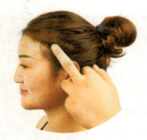

悬厘
偏头痛的终结者

 定位 从头维至曲鬓的弧形连线（其弧度与鬓发弧度相应）的上3/4与下1/4的交点处。

 保健按摩 用大拇指指腹由下往上揉按悬厘穴1～3分钟，力度稍重，以局部感到酸胀为佳。

 功效主治 祛风镇惊。主治偏头痛、目赤肿痛、耳鸣。

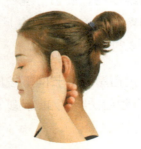

曲鬓
口噤不开奇效穴

 定位 耳前鬓角发际后缘与耳尖水平线的交点处。

 保健按摩 用中指指腹揉按曲鬓穴1～3分钟，以局部感到酸胀为佳。

 功效主治 祛头风，利口颊。主治头痛连齿、颊颔肿、口噤。

第十一章 足少阳胆经：排解积虑的先锋官

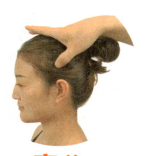

率谷
偏头疼的克星

- **定位**：耳尖直上入发际1.5寸。
- **保健按摩**：用两手中指指腹按压率谷穴10～15分钟，以患者头痛有明显减轻为度。
- **功效主治**：清热息风，通经活络。主治头痛、眩晕、小儿惊风。

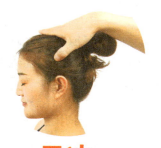

天冲
牙龈肿痛特效穴

- **定位**：耳根后缘直上，入发际2寸。
- **保健按摩**：用食指指尖垂直按揉天冲穴3～5分钟，以局部感到酸胀为佳。
- **功效主治**：祛风定惊，清热消肿。主治头痛、癫痫、齿龈肿痛。

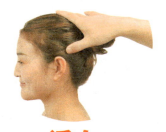

浮白
治疗白发的特效穴

- **定位**：耳后乳突的后上方，天冲与完骨弧形连线（其弧度与鬓发弧度相应）的上1/3与下2/3交点处。
- **保健按摩**：用中指指腹按揉浮白穴3～5分钟，以局部感到酸胀为佳。
- **功效主治**：散风止痛，理气散结。主治头痛、耳鸣、耳聋、齿痛、瘿气。

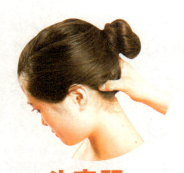

头窍阴
平肝镇痛，治耳病

定位	耳后乳突的后上方，从天冲至完骨的弧形连线（其弧度与耳郭弧度相应）的上2/3与下1/3交点处。
保健按摩	用大拇指指腹由下往上揉按头窍阴穴1～3分钟，以局部感到酸胀为佳。
功效主治	清热散风，通关开窍。主治头痛、眩晕、耳鸣、耳聋。

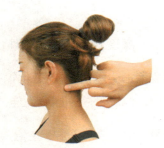

完骨
治疗落枕的特效穴

定位	耳后乳突的后下方凹陷中。
保健按摩	用两手拇指端放在完骨穴上，其余手指轻轻地放在枕部的两侧，用力按压5秒，感到酸胀为佳。
功效主治	祛风清热，止痛明目。主治癫痫、头痛、颈项强痛、喉痹、颊肿、齿痛、口㖞、落枕。

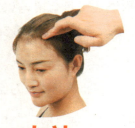

本神
延缓老年痴呆

定位	前发际上0.5寸，头正中线旁开3寸。
保健按摩	早晚各按摩本神穴1次，每次1～3分钟，以局部感到酸胀为佳。
功效主治	祛风定惊，安神止痛。主治癫痫、小儿惊风、中风、头痛、目眩。

图解黄帝内经十四经脉养生

第十一章 足少阳胆经：排解积虑的先锋官

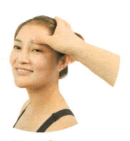

阳白
能使皮肤变白皙

- **定位**：眉上1寸，瞳孔直上。
- **保健按摩**：将中指指腹置于阳白穴上，揉按1～3分钟，力度由轻入重，以局部感到酸胀为佳。
- **功效主治**：疏风清热，清头明目。主治前头痛、眼睑下垂、口眼㖞斜、目赤肿痛、视物模糊。

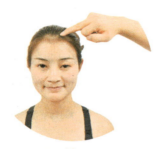

头临泣
安神定志，治头痛

- **定位**：前发际上0.5寸，瞳孔直上。
- **保健按摩**：用大拇指指腹由下往上揉按头临泣穴1～3分钟，以局部感到酸胀为佳。
- **功效主治**：明目，祛风，清神。主治头痛、目痛、目眩、流泪、目翳、鼻塞、鼻渊、小儿惊痫。

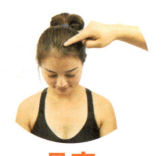

目窗
远视近视的奇效穴

- **定位**：前发际上1.5寸，瞳孔直上。
- **保健按摩**：将拇指弯曲，以指甲垂直下压掐按目窗穴1～3分钟，以局部感到酸胀为佳。
- **功效主治**：明目开窍，祛风定惊。主治头痛、目痛、目眩、远视、近视、小儿惊痫。

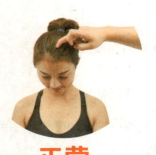

正营
疏风止痛，治头晕

定位　前发际上2.5寸，瞳孔直上。

保健按摩　用大拇指指腹由下往上揉按正营穴1~3分钟，以局部感到酸胀为佳。

功效主治　祛风消肿，清头明目。主治头痛、头晕、目眩、唇吻强急、齿痛。

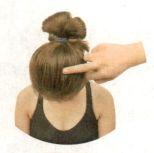

承灵
通利官窍，治鼻病

定位　前发际上4寸，瞳孔直上。

保健按摩　用双手中指指腹同时按压承灵穴1~3分钟，以局部感到酸胀为佳。

功效主治　通利官窍，散风清热。主治头痛、头晕、目眩。

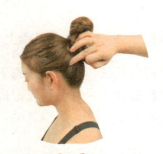

脑空
降浊升清，治惊悸

定位　横平枕外隆凸的上缘，风池直上。

保健按摩　用双手拇指指腹分别按揉两侧脑空穴半分钟，以局部感到酸胀为佳。

功效主治　醒脑通窍，活络散风。主治热病、头痛、颈项强痛、目眩、目赤肿痛、鼻痛、耳聋、惊悸、癫痫。

第十一章 足少阳胆经：排解积虑的先锋官

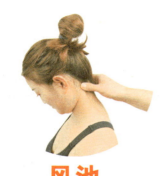

风池
提神醒脑，治风病

 定位 枕骨之下，胸锁乳突肌上端与斜方肌上端之间的凹陷中。

 保健按摩 用双手拇指持续往上点按风池穴1～3分钟，以局部感到酸胀为佳。

 功效主治 平肝息风，祛风解毒。主治中风、癫痫、头痛、眩晕、耳鸣、耳聋、感冒、鼻塞、鼻衄、目赤肿痛、口眼㖞斜、颈项强痛。

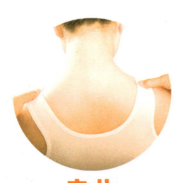

肩井
颈肩酸痛的救星

 定位 第7颈椎棘突与肩峰最外侧点连线的中点。

 保健按摩 用双手拇指按压肩井穴约1分钟，然后按揉约2分钟，以局部感到酸胀为佳。

 功效主治 祛风清热，活络消肿。主治颈项强痛、肩背疼痛、上肢不遂、滞产、乳痈、乳汁不下、乳癖、瘰疬。

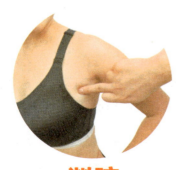

渊腋
心绞痛发作的自救穴

 定位 第4肋间隙中，在腋中线上。

 保健按摩 用食指或中指点按渊腋穴3～5分钟，以局部感到酸胀为佳。

 功效主治 通经活络，开胸行气。主治胸满、胁痛、上肢痹痛、腋下肿。

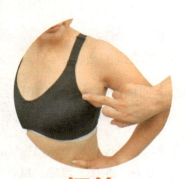

辄筋
胸闷喘息的有效穴

定位	第4肋间隙中,腋中线前1寸。
保健按摩	用手指指腹或指节向下按压辄筋穴1~3分钟,以局部感到酸胀为佳。
功效主治	降逆平喘,理气止痛。主治胸满、气喘、呕吐、吞酸、胁痛、腋肿、肩背痛。

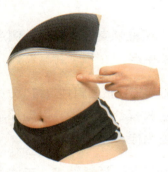

日月
胆部疾病疗效好

定位	第7肋间隙,前正中线旁开4寸。
保健按摩	用拇指指腹按于日月穴,其余四指放在肋骨上,顺时针方向按揉2分钟。
功效主治	疏肝理气,降逆止呕。主治黄疸、胁肋疼痛、呕吐、吞酸、呃逆。

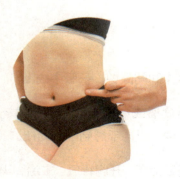

京门
强身壮腰,治肾炎

定位	第12肋骨游离端下际。
保健按摩	用拇指指腹按揉京门穴1~3分钟,以局部感到酸胀为佳。
功效主治	健脾通淋,温阳益肾。主治小便不利、水肿、腹胀、肠鸣、腹泻、腰痛、胁痛。

图解黄帝内经十四经脉养生

第十一章 足少阳胆经：排解积虑的先锋官

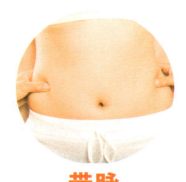

带脉
调经止带能瘦腰

定位 第11肋骨游离端垂线与脐水平线的交点上。

保健按摩 晚上睡觉前，沿着带脉穴横向敲击30～50圈，重点在带脉穴上敲击50～100下。

功效主治 健脾利湿，调经止带。主治月经不调、闭经、赤白带下、疝气、腰痛、胁痛。

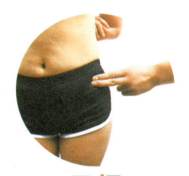

五枢
妇科疾病的克星

定位 横平脐下3寸，髂前上棘内侧。

保健按摩 用手指指腹或指节向下按压五枢穴，并作圈状按摩。

功效主治 调经固带，理气止痛。主治赤白带下、月经不调、阴挺、疝气、腰痛、胯痛、少腹痛。

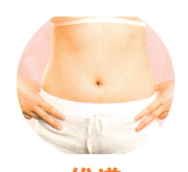

维道
妇科疾病要穴

定位 髂前上棘内下0.5寸。

保健按摩 用两手拇指自上向下按压维道穴，并作圈状按摩，左右各1～3分钟，以局部感到酸胀为佳。

功效主治 调带脉，理下焦。主治阴挺、赤白带下、月经不调、疝气、腰痛、胯痛、少腹痛。

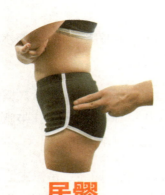

居髎
治腰腿痹痛要穴

定位 髂前上棘与股骨大转子最凸点连线的中点处。

保健按摩 用两手拇指自上向下摩动居髎穴1~3分钟,以局部感到酸胀为佳。

功效主治 舒筋活络,益肾强腰。主治腰腿痹痛、瘫痪、疝气、少腹痛。

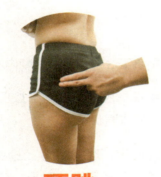

环跳
下肢不适者找它

定位 股骨大转子最凸点与骶管裂孔连线上的外1/3与内2/3交点处。

保健按摩 用拇指指端用力揉按环跳穴1~3分钟,以局部感到酸胀为佳。

功效主治 祛风化湿,强健腰膝。主治腰胯疼痛、下肢痿痹、半身不遂、风疹。

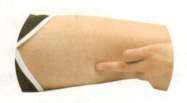

风市
半身不遂必选要穴

定位 髌底上7寸,髂胫束后缘。

保健按摩 用中指按于风市穴,顺时针方向按揉约2分钟,两腿交替进行,以大腿感到酸胀为佳。

功效主治 祛风湿,通经络,止痹痛。主治中风半身不遂、下肢痿痹、下肢麻木、遍身瘙痒、脚气。

第十一章 足少阳胆经：排解积虑的先锋官

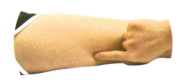

中渎
通经祛寒，治麻木

定位 髌底上5寸，髂胫束后缘。

保健按摩 用拇指指端用力揉按中渎穴1~3分钟，以局部感到酸胀为佳。

功效主治 通经活络，祛寒止痛。主治下肢痿痹、半身不遂。

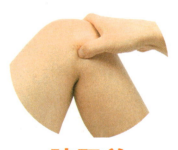

膝阳关
膝关节疼痛要穴

定位 股骨外上髁后上缘，股二头肌腱与髂胫束之间的凹陷中。

保健按摩 用中指指腹揉按膝阳关穴3~5分钟，以局部感到酸胀为佳。

功效主治 通利关节，疏通筋脉。主治膝腘肿痛、挛急、小腿麻木。

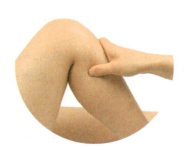

阳陵泉
强健腰膝，治脚气

定位 腓骨头前下方凹陷中。

保健按摩 用大拇指顺时针方向按揉阳陵泉穴约2分钟，然后逆时针方向按揉约2分钟。

功效主治 活血通络，疏调经脉。主治黄疸、胁痛、口苦、呕吐、吞酸、膝肿痛、下肢痿痹、麻木、小儿惊风。

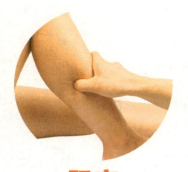

阳交
胸胁胀满疼痛要穴

 定位 外踝尖上7寸，腓骨后缘。

 保健按摩 用拇指指腹揉按阳交穴1～3分钟，以局部感到酸胀为佳。

 功效主治 祛风利节，宁神定志。主治惊狂、癫痫、瘛疭、胸胁满痛、下肢痿痹。

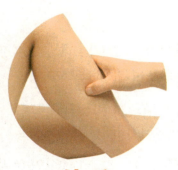

外丘
疏肝理气，治颈痛

 定位 外踝尖上7寸，腓骨前缘。

 保健按摩 双手拇指分别置于两侧外丘穴处，先掐揉2分钟，再点按半分钟，以局部有酸胀感为佳。

 功效主治 祛风活络，疏肝理气。主治颈项强痛、胸胁痛、疯犬伤毒不出、下肢痿痹、癫疾、小儿龟胸。

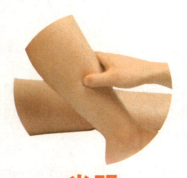

光明
常按防治老花眼

 定位 外踝尖上5寸，腓骨前缘。

 保健按摩 用中指指腹点揉光明穴1～3分钟，以有酸胀感为佳，早晚各揉按1次。

 功效主治 疏风清热，舒筋活络。主治目痛、夜盲、近视、目翳、乳胀、乳少、下肢痿痹。

第十一章 足少阳胆经：排解积虑的先锋官

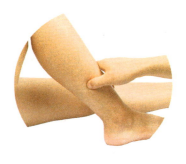

阳辅
腰下肢疼痛的止痛穴

 定位：外踝尖上4寸，腓骨前缘稍前方。

 保健按摩：用拇指指腹揉按阳辅穴，每次左右各揉按1~3分钟，先左后右，以有酸胀感为佳。

 功效主治：祛风湿，利筋骨，泻胆火。主治偏头痛、目外眦痛、咽喉肿痛、腋下肿痛、胸胁满痛、瘰疬、下肢痿痹。

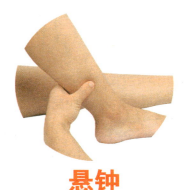

悬钟
清热泻火，治痴呆

 定位：外踝尖上3寸，腓骨前缘。

 保健按摩：用中指或拇指指腹向下按压悬钟穴，并作圈状按摩，以有酸胀感为佳。

 功效主治：泻胆火，清髓热，舒筋脉。主治痴呆、中风、颈项强痛、胸胁满痛、下肢痿痹。

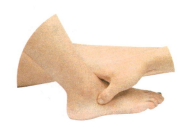

丘墟
人体自带的消炎穴

 定位：外踝的前下方，趾长伸肌腱的外侧凹陷中。

 保健按摩：用中指按于丘墟穴（拇指附于内踝后），向外揉按2分钟，力度以能够忍受为度。

 功效主治：疏肝利胆，消肿止痛，通经活络。主治目赤肿痛、目翳、颈项痛、腋下肿、胸胁痛、外踝肿痛、足内翻、足下垂。

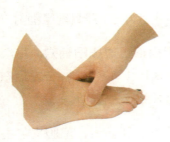

足临泣
祛风泻火，清头目

定位 第4和第5跖骨底结合部的前方，第5趾长伸肌腱外侧凹陷中。

保健按摩 用拇指指腹揉按足临泣穴1~3分钟，以有酸胀感为佳。

功效主治 疏肝解郁，息风泻火。主治偏头痛、目赤肿痛、胁肋疼痛、足跗疼痛、月经不调、乳痈、瘰疬。

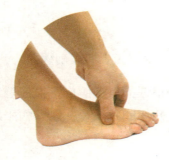

地五会
清热解毒，治乳腺炎

定位 第4和第5跖骨间，第4跖趾关节近端凹陷中。

保健按摩 用拇指指腹按揉地五会穴1~3分钟，以有酸胀感为佳。

功效主治 舒肝消肿，通经活络。主治头痛、目赤肿痛、胁痛、足跗肿痛、耳鸣、耳聋、乳痈。

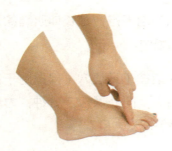

侠溪
祛风止痛，治耳聋

定位 第4和第5趾间，趾蹼缘后方赤白肉际处。

保健按摩 用拇指指腹点揉两侧侠溪穴3~5分钟，以有酸胀感为佳。

功效主治 祛风止痛，活络聪耳。主治惊悸、头痛、眩晕、颊肿、耳鸣、耳聋、目赤肿痛、胁肋疼痛、膝股痛、足跗肿痛、乳痈、热病。

第十一章 足少阳胆经：排解积虑的先锋官

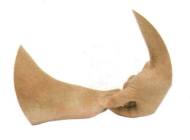

足窍阴
清热息风，治多梦

定位：第4趾末节外侧，趾甲根角后方0.1寸（指寸）。

保健按摩：用拇指指腹揉按足窍阴穴1~3分钟，以有酸胀感为佳。

功效主治：泻热，利肋，通窍。主治头痛、目赤肿痛、耳鸣、耳聋、喉痹、胸胁痛、足跗肿痛。

刮痧拔罐保健

▶ **刮拭风池至肩井段**

刮胆经，由头后部风池穴处沿颈椎向下刮至肩背部的肩井穴处，具有疏风清热、清胃泻火、滋阴益肾、清肝泻胆、凉血止痛的作用，可改善牙痛、发热、口臭、便秘等症状。

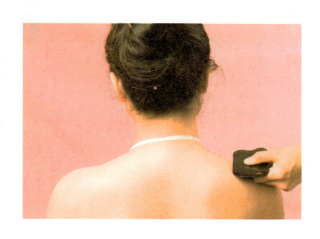

▶▶ 刮拭阳陵泉至丘墟段

刮胆经，由阳陵泉穴处沿小腿外侧，经悬钟刮至丘墟穴，具有清热利湿、疏肝健脾的作用，可改善慢性肝炎、咳嗽痰多、发热、食欲不振等症。

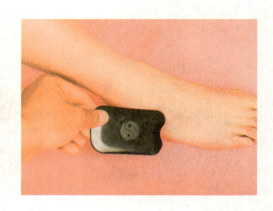

▶▶ 刮拭环跳至悬钟段

刮胆经，由环跳穴处沿大腿外侧经风市、阳陵泉等穴，刮至悬钟穴，具有通经活络、益气活血的作用，可改善中风所致的偏瘫、肢体麻木、关节炎等症。

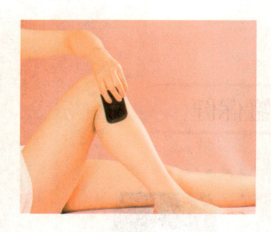
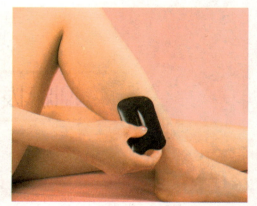

▶▶ 刺拔阳白

用小号三棱针，在阳白穴点刺出血少许，留罐10分钟，每日1次，具有疏通经络、清利头目的作用，对改善头痛有很好的疗效。

▶▶ 拔罐带脉

在带脉穴行留罐法，留罐10～15分钟，隔日1次，具有调和脾胃、祛痰化湿的作用，可改善食欲不振、咳嗽、痰多、肥胖等症。

第十一章 足少阳胆经：排解积虑的先锋官

▶▶ 拔罐阳陵泉

在阳陵泉穴行留罐法，留罐 10～15 分钟，具有软坚散结、清热解毒、疏肝利胆的作用，可改善恶心、吐酸、呃逆，同时也能改善前列腺疾病。急性前列腺炎每日 1 次，慢性前列腺炎和前列腺增生隔日 1 次。

第十二章
足厥阴肝经：护卫身体的大将军

肝经是我们体内身怀绝技的治病高手。我们可以通过调节肝经保持全身气血畅达，避免因气机阻滞而出现胸胁、小腹的胀痛不适；可以保证脾胃的正常，减少因脾胃升降失调而出现的呃逆、呕吐；也可以保持情绪的正常，摆脱因肝气不舒而出现的郁郁寡欢、暴怒、发火；还可以使男子排精通畅，女子月经规律，从而保障生殖功能的健全。

经脉概况

经脉循行

足厥阴肝经，起于足大趾背毫毛部，沿足背经内踝前上行，至内踝上8寸处交于足太阴经之后，上经腘窝内缘，沿大腿内侧，上入阴毛中，环绕阴器；再上行抵达小腹，夹胃，属于肝，络于胆；再上行通过膈肌，分布于胁肋部；继续上行经喉咙的后面，上入鼻咽部，连目系，从额部浅出，与督脉在巅顶部相会。其支脉，从目系下循面颊，环绕唇内。另一支脉，从肝部分出，穿过膈肌，注于肺。

经脉病候

腰痛、胸满、呃逆、遗尿、小便不利、疝气、少腹肿等症。

主治概要

（1）肝胆病症：黄疸，胸胁胀痛，呃逆及肝风内动所致的中风、头痛、

第十二章 足厥阴肝经：护卫身体的大将军

眩晕、惊风等。

（2）妇科及前阴病症：月经不调、痛经、崩漏、带下、遗尿、小便不利等。

（3）经脉循行部位的其他病症：下肢痹痛、麻木、不遂等。

经穴歌诀

足厥阴经一十四，大敦行间太冲是。
中封蠡沟伴中都，膝关曲泉阴包次。
五里阴廉上急脉，章门才过期门至。

循行歌诀

厥阴足脉肝所终，大指之端毛际丛。
足跗上廉太冲分，踝前一寸入中封。
上踝交出太阴后，循腘内廉阴股冲。
环绕阴器抵小腹，夹胃属肝络胆逢。
上贯膈里布胁肋，夹喉颃颡目系同。
脉上巅会督脉出，支者还生目系中。
下络颊里环唇内，支者便从膈肺通。

肝主疏泄

中医认为肝有升发、喜条达、恶抑郁、体阴而用阳的特性。在功能上，表现为肝主疏泄和藏血。肝主疏泄指肝对全身各脏腑组织的气机升降出入之间的平衡协调，起着重要的疏通调节作用。因此，肝的疏泄功能正常，则气机调畅、气血调和、经络通利，脏腑组织的活动也就正常协调；若肝失疏泄，气机不调，必然影响气血的

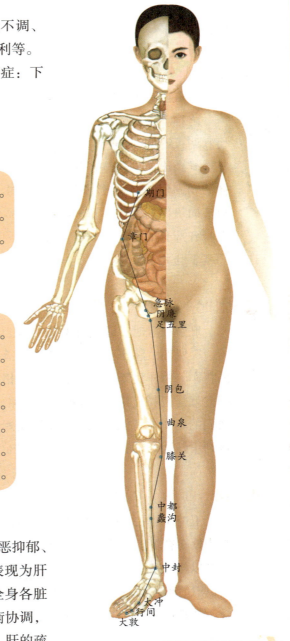

足厥阴肝经
凡14穴
左右共28穴位

运行。如气机阻滞，则气滞而血淤，可见胸胁刺痛，甚至出现癥积、肿块、痛经、闭经等；若气机逆乱，又可致血液不循常道而出血。

肝藏血

肝藏血是指肝脏具有贮藏血液、防止出血和调节血量的功能，故肝有"血海"之称。肝内贮存一定的血液，既可以濡养自身、维持肝的阴阳平衡、气血和调，又可以防止出血。若肝不藏血，则可能导致肝血不足，阳气升腾太过，甚至导致出血。人体各部分的血液，常随着生理情况不同而改变血量。当机体活动剧烈或情绪激动时，血液需求量也就相应地增加，于是肝脏所贮藏的血液向机体的外周输布，以供活动需要；当人们在安静休息及情绪稳定时，全身各部分的活动量减少，机体外周的血液需求量也相应减少，部分血液便归藏于肝。

丑时值班的大将军

肝经在丑时，即凌晨1—3点最旺。中医讲："肝者，将军之官，谋虑出焉。"所谓"将军之官"的意思是指不仅可以打仗，而且还是能够运筹帷幄的将军。将军运筹帷幄的功能，就相当于肝的藏血功能，而"谋略出焉"，指的就是把肝气养足了才能够出谋略，才能让我们更聪明。因此，可以这么说，我们的聪明才智能否最大限度地发挥，全看我们的肝气足不足，所以我们应该利用好这个时辰，养好我们的肝脏。

保养时间和方法

丑时（1—3点）对应肝经，此时是肝脏修复的最佳时段。要想养好肝，首先要在精神上保持柔和、舒畅，不要暴怒和抑郁，以维持其正常的疏泄功能，还要以熟睡来维持肝主藏血的功能。《黄帝内经》中说："卧则血归于肝。"所以丑时未入睡者，面色青灰，情致倦怠而躁，易生肝病。

从理论上讲，在肝经最旺的丑时按摩养肝最好，但此时我们宜保持熟睡，以顺应自然。因此，有人建议，可以将其改为在同名经手厥阴心包经当令的戌时（晚上19—21点）按摩，或者采用酉时肾经当令之时按揉肾经原穴——太溪穴，同时按揉肝经原穴——太冲穴。

第十二章 足厥阴肝经：护卫身体的大将军

穴位按摩保健

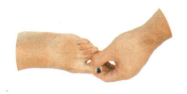

大敦
不抱怨不生气的养肝穴

 定位　大趾末节外侧，趾甲根角侧后方0.1寸（指寸）。

 保健按摩　用拇指指甲掐按大敦穴3分钟。

 功效主治　回阳救逆，调经通淋。主治疝气、少腹痛、遗尿、癃闭、五淋、尿血、月经不调、崩漏、阴缩、阴中痛、阴挺、癫痫、善寐。

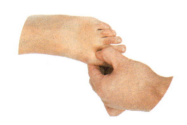

行间
消除肝脏郁结的去火穴

 定位　第1和第2趾间，趾蹼缘的后方赤白肉际处。

 保健按摩　用拇指点按行间穴3分钟，稍微用力，以感觉压痛为度。

 功效主治　清肝泻热，息风活络。主治中风、癫痫、头痛、目眩、目赤肿痛、青盲、口㖞、月经不调、痛经、闭经、崩漏、带下、阴中痛、疝气、遗尿、癃闭、五淋、胸胁满痛。

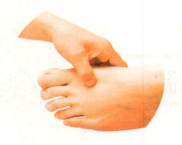

太冲
还你一个好心情

- **定位**：第1和第2跖骨间，跖骨底结合部前方凹陷中。
- **保健按摩**：用拇指指腹按揉太冲穴3~5分钟，每日早晚各1次。
- **功效主治**：平肝息风，清热利湿，通络止痛。主治失眠、头痛、腰痛、全身胀痛、甲状腺肿大、肝炎、闭经、胆囊炎、胆结石。

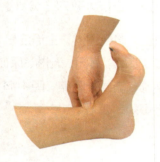

中封
治黄疸遗精效果佳

- **定位**：内踝前，胫骨前肌肌腱的内侧缘凹陷中。
- **保健按摩**：用拇指按压中封穴约3分钟，以有酸胀感为宜。
- **功效主治**：清泻肝胆，通利下焦，舒筋通络。主治疝气、阴缩、阴茎痛、遗精、小便不利、腰痛、少腹痛、内踝肿痛。

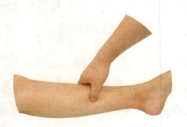

蠡沟
疏肝祛湿，止阴痒

- **定位**：内踝尖上5寸，胫骨内侧面的中央。
- **保健按摩**：用两手拇指腹按压两侧的蠡沟穴4~8分钟，以局部有酸胀感为佳。
- **功效主治**：疏肝理气，调理经脉。主治月经不调、赤白带下、阴挺、阴痒、小便不利、疝气、睾丸肿痛。

第十二章 足厥阴肝经：护卫身体的大将军

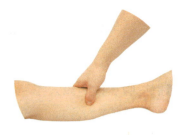

中都
固冲止崩，治恶露不尽

 内踝尖上7寸，胫骨内侧面的中央。

 用中指指腹揉中都穴1~3分钟，以有酸胀感为佳。

 疏肝理气，调经止血。主治疝气、小腹痛、崩漏、恶露不尽、泄泻。

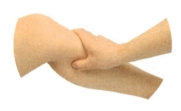

膝关
膝部肿痛的奇效穴

 胫骨内侧髁的下方，阴陵泉后1寸。

 用拇指或食指腹点揉膝关穴3~5分钟，以有酸胀感为佳。

 散风祛湿，疏通关节。主治膝髌肿痛、下肢痿痹。

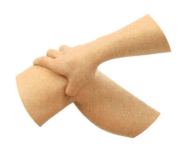

曲泉
护膝要穴

 腘横纹内侧端，半腱肌肌腱内缘凹陷中。

 用手指敲击曲泉穴1~3分钟，以有酸胀感为佳。

 清肝火，祛湿热。主治月经不调、痛经、带下、阴挺、阴痒、产后腹痛、腹中包块、遗精、阳痿、疝气、小便不利、膝髌肿痛、下肢痿痹。

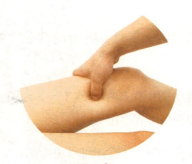

阴包
适合治"肝火旺"

定位	髌底上4寸，股内侧肌与缝匠肌之间。
保健按摩	用拇指指腹揉按阴包穴1~3分钟，以有酸胀感为佳。
功效主治	调经止痛，利尿通淋。主治月经不调、小便不利、遗尿、腰骶痛引少腹。

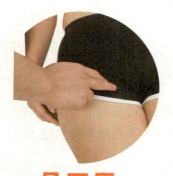

足五里
通利小便效果好

定位	股前区，气冲穴直下3寸，动脉搏动处。
保健按摩	用拇指指腹揉按足五里穴1~3分钟，以有酸胀感为佳。
功效主治	疏肝理气，清热利湿。主治少腹痛、小便不通、阴挺、睾丸肿痛、瘰疬。

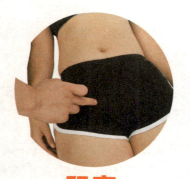

阴廉
常灸常按调经助孕

定位	气冲直下2寸。
保健按摩	用拇指指腹按压阴廉穴2~4分钟，以有酸胀感为佳。
功效主治	调经止带，通利下焦。主治月经不调、带下、少腹痛。

第十二章 足厥阴肝经：护卫身体的大将军

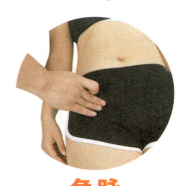

急脉
常按防治静脉曲张

 定位　横平耻骨联合上缘，前正中线旁开2.5寸。

 保健按摩　用中指指腹轻揉左右急脉穴1～3分钟，以有酸胀感为佳。

 功效主治　理气止痛，温经散寒。主治少腹痛、疝气、阴挺。

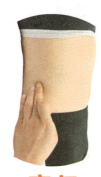

章门
利肝健脾促消化

 定位　第11肋游离端的下际。

 保健按摩　用双手中指指端按压章门穴1～3分钟，以有酸胀感为佳。

 功效主治　疏肝健脾，清利湿热。主治腹痛、腹胀、肠鸣、腹泻、呕吐、胁痛、黄疸、痞块。

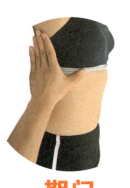

期门
消除胸胁胀痛的顺气穴

 定位　第6肋间隙，前正中线旁开4寸。

 保健按摩　用双手中指指端按压期门穴，并且做环状运动，以有酸胀感为佳。

 功效主治　疏肝清热，降逆止痛。主治胸胁胀痛、呕吐、吞酸、呃逆、腹胀、腹泻、奔豚气、乳痈。

刮痧拔罐保健

▶▶ 刮拭章门

刮章门穴可健脾利湿、清胃化痰，能改善消化不良、胃炎、咳嗽痰多、风湿病、肥胖等症。

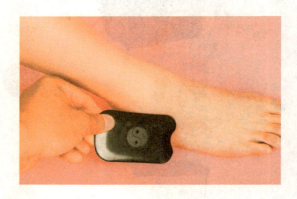

▶▶ 刮拭期门

刮期门穴可疏肝利胆、止痛排石，能改善肝炎、脂肪肝、胸胁疼痛、胆石症等。

▶▶ 拔罐中封

在中封穴行留罐法，具有舒筋活络、止痛的作用，可改善类风湿关节炎、踝关节肿痛等症。

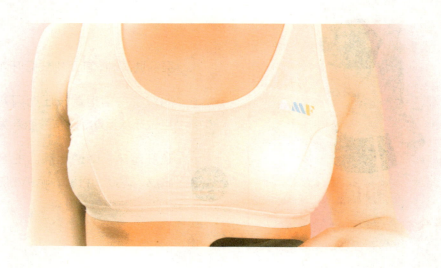

第十二章 足厥阴肝经：护卫身体的大将军

▶▶ 拔罐期门

在期门穴行留罐法，留罐 10～15 分钟，每日 1 次，具有疏肝理气、温通经络的作用，可改善产后缺乳、乳房肿痛等症。

▶▶ 拔罐期门、章门

在期门、章门穴行留罐疗法，留罐 10～15 分钟，每日 1 次，具有温补脾肾、清热利湿的作用，可改善食欲不振、阳痿、早泄、不孕不育、慢性肝炎等症。

第十三章

督脉：统领一身阳经之总督

督脉总督人体精、气、神，对全身阳经脉气有统率、督促的作用，所以又有"总督诸阳"和"阳脉之海"的说法。督脉的功能可以概括为调节阳经气血。督脉多次与手足三阳经及阳维脉相交会，与各阳经都有联系，所以对全身阳经气血起调节作用。督脉的功能还反映在脑髓和肾的上面。督脉与人的神智、精神状态也密切相关。

经脉概况

🔸 经脉循行

督脉，起于小腹内，下行于会阴部，向后从尾骨端上行脊柱的内部，上达项后风府，进入脑内，上行至巅顶，沿前额下行鼻柱，止于上唇系带处。

🔸 经脉病候

脊柱强痛、角弓反张等症。

🔸 主治概要

（1）脏腑病症：五脏六腑相关病症。

（2）神志病，热病：失眠、健忘、癫痫、昏迷、发热、中暑、惊厥等。

（3）头面五官病症：头痛、眩晕、口、齿、鼻、目等疾患。

（4）经脉循行部位的其他病症：头项、脊背、腰骶疼痛、下肢痿痹等。

第十三章 督脉：统领一身阳经之总督

经穴歌诀

督脉中行二十九，长强腰俞阳关密。
命门悬枢接脊中，筋缩至阳灵台逸。
神道身柱陶道长，大椎平肩二十一。
哑门风府脑户深，强间后顶百会率。
前顶囟会上星圆，神庭印堂素髎行。
水沟兑端唇中央，龈交唇内督脉毕。

循行歌诀

督脉少腹骨中央，女子入系溺孔疆。
男子之络循阴器，绕篡之后别臀方。
至少阴者循腹里，会任直上关元行。
属肾会冲街腹气，入喉上颐环唇当。
上系两目中央下，始合内眦络太阳。
上额交巅入络脑，还出下项肩膊旁。
夹脊抵腰入循膂，络肾茎篡等同乡。
此是申明督脉络，总为阳脉之督纲。

督脉的保养方法

督脉按摩以后背脊柱为着力点，以调畅五脏六腑经气为基础，疏通心肾经络为轴心，来调畅身体阳气，激发人的自愈能力，达到保健的作用，是一种值得推广的保健方法。如平时可以采取俯卧的方式，用两虚拳交替叩击背腰部的穴位。

另外，可以吸一口气，双手从身后合十，沿督脉上升，双臂舒缓外展，头往后靠，尽量贴住指尖。这样可以保养颈肩，预防颈椎病、肩周炎的发生。

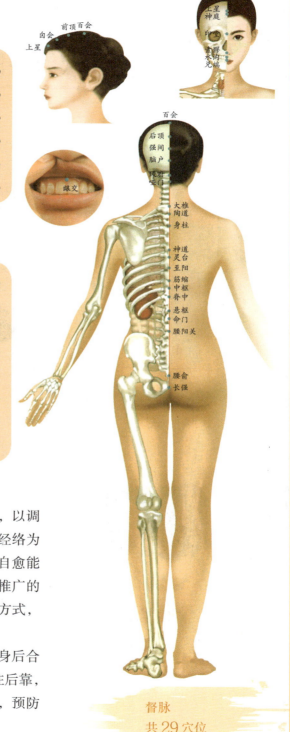

督脉
共29穴位

穴位按摩保健

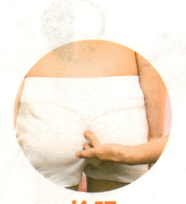

长强
肛周瘙痒症特效穴

 尾骨下方，尾骨端与肛门连线的中点处。

 用中指指腹揉按压长强穴4分钟，双手交替按摩。

 解痉止痛，调畅通淋。主治腹泻、痢疾、便血、便秘、痔疮、脱肛、癫痫、狂痫、腰脊、尾骶部疼痛。

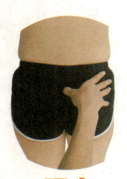

腰俞
补益肾气腰不疼

 正对骶管裂孔，后正中线上。

 用拇指指腹按摩腰俞穴并做环状运动3分钟，以有酸胀感为佳。

 调经清热，散寒除湿。主治月经不调、经闭、腰脊强痛、下肢痿痹、痫证、腹泻、痢疾、便血、便秘、痔疮、脱肛。

第十三章 督脉：统领一身阳经之总督

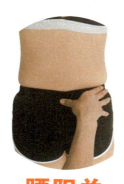

腰阳关
遗精、阳痿不复返

 定位　第4腰椎棘突下凹陷中，后正中线上。

 保健按摩　左手或右手握拳，屈曲食指以掌指关节突起部揉按腰阳关穴3～5分钟。

 功效主治　祛寒除湿，舒筋活络。主治腰骶疼痛、下肢痿痹、月经不调、赤白带下、遗精、阳痿。

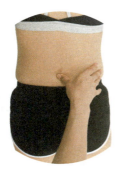

命门
延缓衰老，推迟更年期

 定位　第2腰椎棘突下凹陷中，后正中线上。

 保健按摩　用手掌来回擦命门穴，直到有一股热感透过皮肤向里渗透为止。

 功效主治　培元固本，强健腰膝。主治腰脊强痛、下肢痿痹、月经不调、赤白带下、痛经、经闭、不孕、遗精、阳痿、精冷不育、小便频数、小腹冷痛、腹泻。

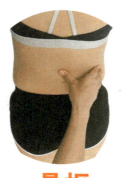

悬枢
助阳健脾，治腰腹痛

 定位　第1腰椎棘突下凹陷中，后正中线上。

 保健按摩　用中指指腹揉按悬枢穴1～3分钟，以有酸胀感为佳。

 功效主治　助阳健脾，通调肠气。主治腰脊强痛、腹胀、腹痛、完谷不化、腹泻、痢疾。

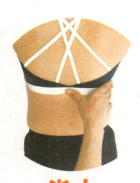

脊中
壮阳益气，治腿痛

 定位 第11胸椎棘突下凹陷中，后正中线上。

 保健按摩 用拇指指腹揉按脊中穴3～5分钟，以有酸胀感为佳。

功效主治 健脾利湿，宁神镇静。主治癫痫、黄疸、腹泻、痢疾、痔疮、脱肛、便血、腰脊强痛、小儿疳积。

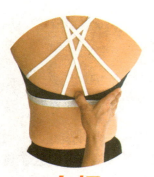

中枢
健脾清热，治胃痛

 定位 第10胸椎棘突下凹陷中，后正中线上。

 保健按摩 用单侧肘尖按摩中枢穴，做轻柔缓和的回旋动作20遍，以有酸胀感为佳。

功效主治 健脾利湿，清热止痛。主治黄疸、呕吐、腹满、胃痛、食欲不振、腰背疼痛。

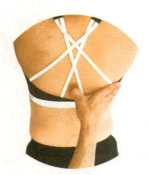

筋缩
通络止痉，治背痛

 定位 第9胸椎棘突下凹陷中，后正中线上。

 保健按摩 用手指指腹或指节向下按压筋缩穴，并作圈状按摩。

功效主治 平肝息风，宁神镇痉。主治癫痫、狂痫、抽搐、脊强、四肢不收、痉挛拘急、胃痛、黄疸。

第十三章 督脉：统领一身阳经之总督

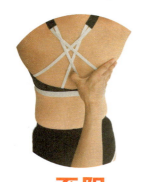

至阳
缓解心慌胸闷的宽心穴

 定位　第7胸椎棘突下凹陷中，后正中线上。

 保健按摩　用拇指用力点按、弹拨至阳穴3～6分钟。

 功效主治　利胆退黄，宽胸利膈。主治黄疸、胸胁胀满、咳嗽、气喘、腰背疼痛、脊强。

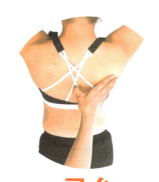

灵台
治疗忧郁失眠的养心穴

 定位　第6胸椎棘突下凹陷中，后正中线上。

 保健按摩　用拇指指腹按揉灵台穴并做环状运动3～5分钟，每天2次。

 功效主治　清热化湿，止咳定喘。主治咳嗽、气喘、脊痛、项强、疔疮。

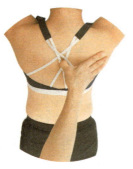

神道
泻热宁神安心穴

 定位　第5胸椎棘突下凹陷中，后正中线上。

 保健按摩　用拇指指尖垂直点按神道穴1～3分钟，以有酸胀感为佳。

 功效主治　宁神安心，清热平喘。主治心痛、心悸、怔忡、失眠、健忘、中风不语、痫证、咳嗽、气喘、腰脊强、肩背痛。

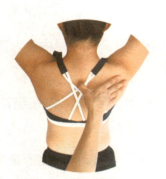

身柱
人体的强壮穴

定位	第3胸椎棘突下凹陷中，后正中线上。
保健按摩	用中指指尖轻轻揉按身柱穴1~2分钟，以有稍微刺痛感为度。
功效主治	宣肺清热，宁神镇咳。主治身热、头痛、咳嗽、气喘、惊厥、癫痫、狂痫、腰脊强痛、疔疮发背。

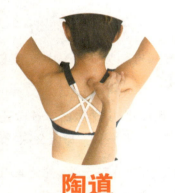

陶道
让你精神愉悦的特效穴

定位	第1胸椎棘突下凹陷中，后正中线上。
保健按摩	用拇指指腹抵于陶道穴，其余四指抓住脖颈固定，按揉100次。
功效主治	解表清热，镇惊安神。主治热病、疟疾、恶寒发热、咳嗽、气喘、骨蒸潮热、癫狂、脊强。

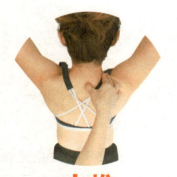

大椎
我们身体里的"小太阳"

定位	第7颈椎棘突下凹陷中，后正中线上。
保健按摩	用拇指指腹按揉大椎穴3~5分钟，以有酸胀感为佳。
功效主治	清热解表，截疟止痫。主治热病、疟疾、恶寒发热、咳嗽、气喘、骨蒸潮热、癫痫、狂痫、小儿惊风、项强、脊痛、风疹、痤疮。

图解黄帝内经十四经脉养生

第十三章 督脉：统领一身阳经之总督

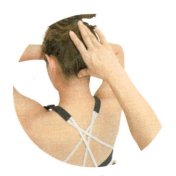

哑门
中风不语的特效穴

定位 第2颈椎棘突上际凹陷中，后正中线上。

保健按摩 持梳与头皮呈45°角，以百会穴为中心，分别向神庭穴、曲鬓穴（双侧）、哑门穴，前后左右呈放射状刮拭，以发热为宜。

功效主治 疏风通络，开窍醒脑。主治暴喑、舌缓不语、癫痫、狂痫、癔症、头痛、颈项强痛。

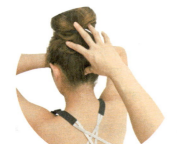

风府
颈项强痛疗效好

定位 枕外隆凸直下，两侧斜方肌之间凹陷中。

保健按摩 用左手扶住前额，右手拇指点按风府穴，其余四指固定于头部，按摩时要稍微用力，以能感觉到有股热流窜向前额为度。

功效主治 散风息风，通关开窍。主治中风、癫痫、狂痫、癔症、头痛、眩晕、颈项强痛、咽喉肿痛、暴喑、目痛、鼻衄。

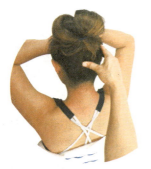

脑户
头重头痛去找它

定位 枕外隆凸的上缘凹陷中。

保健按摩 用拇指指腹或者指尖按揉脑户穴3~5分钟，以有酸胀感为佳。

功效主治 散风清热，开窍镇痉。主治头晕、项强、癫痫。

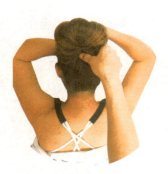

强间
清头散风，治头痛

定位 后发际正中直上4寸。

保健按摩 用一手扶于前额，用另一手拇指指腹由轻渐重地推揉强间穴36次，共做2遍。

功效主治 清头散风，镇静安神。主治头痛、目眩、项强、癫狂。

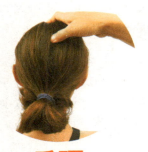

后顶
快速止痛的特效穴

定位 后发际正中直上5.5寸。

保健按摩 用中指指腹按揉后顶穴3～5分钟，以有酸胀感为佳。

功效主治 清头散风，镇静安神。主治头痛、眩晕、癫痫、狂痫。

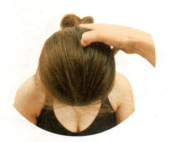

百会
健脑降压很轻松

定位 前发际正中直上5寸，头顶正中心。

保健按摩 用手掌按摩百会穴，按顺时针方向和逆时针方向各按摩50圈，每日2～3次。

功效主治 醒脑开窍，安神定志，升阳举陷。主治痴呆、中风、失语、瘰疬、失眠、健忘、癫痫、狂痫、癔症、头风、头痛、眩晕、耳鸣、脱肛、阴挺、胃下垂、肾下垂。

图解黄帝内经十四经脉养生

第十三章 督脉：统领一身阳经之总督

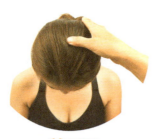

前顶
头病勿忘去找它

定位 前发际正中直上3.5寸。

保健按摩 用中指指腹按揉前顶穴3～5分钟，以有酸胀感为佳。

功效主治 息风醒脑，宁神镇静。主治癫痫、小儿惊风、头晕、目眩、巅顶痛、鼻渊、目赤肿痛。

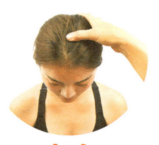

囟会
最擅开窍醒神

定位 前发际正中直上2寸。

保健按摩 用中指指腹揉按囟会穴1～3分钟，以有酸胀感为佳。

功效主治 清头散风。主治头痛、目眩、癫痫、狂痫、面赤暴肿、鼻渊、鼻衄、鼻痔、鼻痈、小儿惊风。

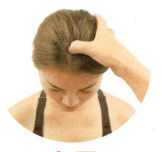

上星
有效缓解眼疲劳

定位 前发际正中直上1寸。

保健按摩 左手扶住头部，以右手拇指指腹按揉上星穴3～5分钟，以有酸胀感为佳。

功效主治 清热利窍，醒神清脑，升阳益气。主治鼻渊、鼻衄、头痛、目痛、热病、疟疾、癫狂。

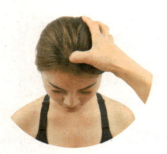

神庭
安神醒脑特效穴

定位	前发际正中直上0.5寸。
保健按摩	用拇指指腹揉按神庭穴1~3分钟，以有酸胀感为佳。
功效主治	清头散风，镇静安神。主治癫痫、狂痫、失眠、惊悸、头痛、目眩、目赤、目翳、鼻渊、鼻衄。

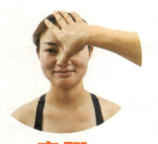

素髎
低血压的特效穴

定位	鼻尖的正中央。
保健按摩	用右手掌心按在鼻尖上素髎穴，逆时针方向揉50下，再用左手掌心按鼻尖顺时针方向揉50下。
功效主治	清热开窍，回阳救逆。主治昏迷、惊厥、新生儿窒息、休克、呼吸衰竭、鼻渊、鼻衄。

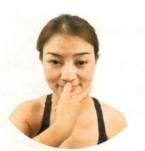

水沟
昏迷急救之要穴

定位	人中沟的上1/3与中1/3交点处。
保健按摩	用拇指尖掐按水沟穴20~40次，每次连续0.5~1秒为佳。
功效主治	醒神开窍，清热息风。主治昏迷、晕厥、中风、中暑、休克、癔症、癫痫、狂痫、急慢惊风、鼻塞、鼻衄、面肿、口㖞、齿痛、牙关紧闭、闪挫腰痛。

第十三章 督脉：统领一身阳经之总督

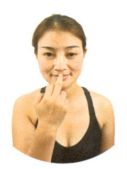

兑端
清热定惊要穴

 定位 上唇结节的中点。

 保健按摩 用食指尖点压兑端穴后轻轻划圈按揉。

 功效主治 清热，定惊，止痛。主治昏迷、晕厥、癫狂、癔症、口㖞、口噤、口臭、齿痛。

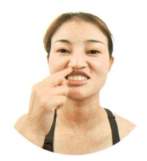

龈交
专治口臭的特效穴

 定位 上唇系带与上齿龈的相接处。

 保健按摩 伸出舌头，向上舔舐、刺激龈交穴30秒，每天至少刺激20次。

 功效主治 清热，开窍，醒神。主治口㖞、口噤、口臭、齿衄、齿痛、鼻衄、面赤颊肿、痔疮、癫狂。

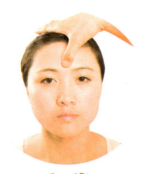

印堂
前额疼痛特效穴

 定位 两眉毛内侧端中间的凹陷中。

 保健按摩 用中指点按印堂穴，然后再顺时针揉动20～30圈，逆时针揉动20～30圈。

 功效主治 清头明目，通鼻开窍。主治痴呆、痫证、失眠、健忘、头痛、眩晕、鼻衄、鼻渊、小儿惊风、产后血晕、子痫。

刮痧拔罐保健

▶▶ 刮拭背部督脉

刮督脉,用刮痧板的一角,板身与皮肤倾斜45度,由上至下(大椎—骶骨)刮拭督脉,每个动作重复5～8次,直至出痧,达到疏通经络、驱邪散热、提高人体抵抗力的功能。

▶▶ 刺络拔罐大椎

取大椎穴,先用三棱针点刺3～5下,后用闪火法拔罐,使之出血5～10毫升,留罐5～10分钟。此法用于感冒发热、咳嗽气喘、周身恶寒、鼻塞流涕、咽痛、发际疮、中风不语、流涎、神经根型颈椎病所致的手麻木、高血压、眩晕等。

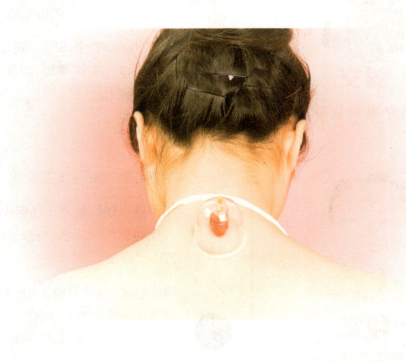

第十四章

任脉：承载人类生养之根本

"任"有担任、妊养的含义，又是起于子宫的，所以跟人体的性功能的关系相连，尤其是和女性的生育功能的关系最为密切，其中包括调节月经、孕育胎儿，是生养的根本。任脉循行于人的前正中线，"腹为阴，背为阳"，最终任脉与诸阴经交会。

经脉概况

经脉循行

任脉，起于小腹内，下出于会阴部，向前上行于阴毛部，循腹沿前正中线上行，经关元穴至咽喉，再上行环绕口唇，经面部进入目眶下，联系于目。

经脉病候

疝气、带下、腹中结块等症。

主治概要

（1）脏腑病：腹部、胸部相关内脏病。

（2）妇科、前阴病症：月经不调、痛经、崩漏、带下、遗精、阳痿、小便不利、遗尿等。

（3）颈、面口病症：瘿气、梅核气、咽喉肿痛、暴喑、口㖞、齿痛等。

（4）神志病症：癫痫、失眠等。

（5）虚证：部分腧穴有强壮作用，主治虚劳、虚脱等证。

经穴歌诀

任脉中行二十四，会阴潜伏二阴间。
曲骨之前中极在，关元石门气海边。
阴交神阙水分处，下脘建里中脘前。
上脘巨阙连鸠尾，中庭膻中玉堂连。
紫宫华盖循璇玑，天突廉泉承浆端。

循行歌诀

任脉起于中极下，会阴腹里上关元。
循内上行会冲脉，浮外循腹至喉咽。
别络口唇承浆已，过足阳明上颐间。
循面入目至睛明，交督阴脉海名传。

保证任脉通畅缓解衰老进程

任脉有妊养的作用，它的循行路线和人体的生殖系统相互对应。任脉经气不正常时，症状主要表现在小腹部以及生殖器官及咽喉部位上，例如小腹胀满疼痛或者皮肤瘙痒、阴部肿痛、老年性前列腺问题、小便不利或者遗尿，以及慢性咽炎的肿痛不适等症状，还有的老年人口牙酸痛。

因为任脉是阴脉的主要源泉，与各个阴脉都有交会，所以刺激任脉可以调节人体的阴经。在日常的生活中就要多注意保养我们的任脉，保证任脉的通畅就可以缓解衰老的进程。古人练气功就是要打通任督二脉，以

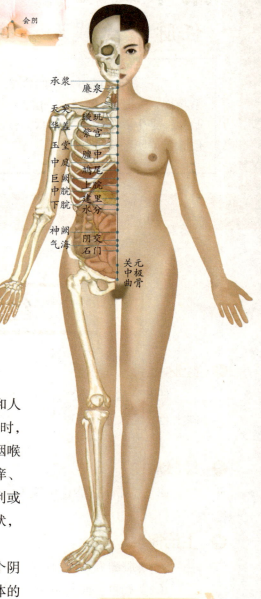

任脉
共24穴

第十四章 任脉：承载人类生养之根本

求长生不老，虽然是理想的状态，但也不是空穴来风、突发奇想，这也从另一个侧面反映了任脉对延缓衰老、保持青春的作用。

任脉的保养方法

任脉调节阴经气血，任脉上有几个保健的穴位，会阴穴、气海穴、关元穴、阴交穴等，用中指指腹进行按摩，每次5分钟左右，有微微的麻胀感为佳。也可以用艾条进行温和灸，每次10～15分钟。对于女性生殖系统有良好的保健养生作用，能保养整个生殖系统，预防早衰。也可以采用呼吸保健的方法，吸气时扩张腹肌，呼气时放松腹肌，这样可以改善五脏六腑。

穴位按摩保健

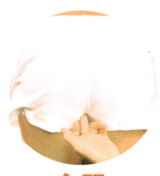

会阴
性功能要穴

定位

男性在阴囊根部与肛门连线的中点；女性在大阴唇后联合与肛门连线的中点。

保健按摩

用中指指端点按会阴穴108下，以感觉酸痛为度。

功效主治

调经强肾，苏厥回阳，清利湿热。主治溺水窒息、昏迷、癫痫、狂痫、小便不利、遗尿、遗精、阴痛、阴痒、脱肛、阴挺、痔疮、月经不调。

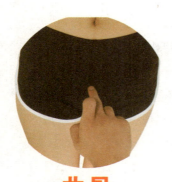

曲骨
治前列腺炎，通小便

定位：耻骨联合上缘，前正中线上。

保健按摩：用中指指腹揉按曲骨穴3～5分钟，以有酸胀感为佳。

功效主治：温补肾阳，调经止带。主治小便不利、遗尿、遗精、阳痿、阴囊湿痒、月经不调、痛经、赤白带下。

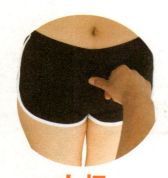

中极
男科女科病的常用穴

定位：脐中下4寸，前正中线上。

保健按摩：用拇指按压中极穴3～5分钟，以有酸胀感为佳。

功效主治：益肾兴阳，通经止带。主治遗尿、小便不利、癃闭、遗精、阳痿、不育、月经不调、崩漏、阴挺、阴痒、不孕、产后恶露不尽、带下。

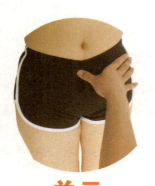

关元
补虚温阳特效穴

定位：脐中下3寸，前正中线上。

保健按摩：先将手掌温热，敷在穴位上，再指压关元穴，可增加刺激时的舒适感。

功效主治：补肾培元，温阳固脱。主治中风脱证、虚劳冷惫、羸瘦无力、少腹疼痛、疝气、腹泻、痢疾、脱肛、便血、五淋、尿血、尿闭、尿频、遗精、阳痿、早泄、白浊、月经不调、痛经、经闭、崩漏、带下、阴挺、恶露不尽、胞衣不下。

图解黄帝内经十四经脉养生

第十四章 任脉：承载人类生养之根本

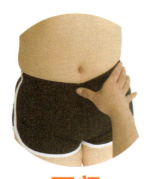

石门
健肾固精，治水肿

 定位 脐中下2寸，前正中线上。

 保健按摩 用无名指按揉石门穴3～5分钟，感觉酸胀适中即可。

 功效主治 固肾培元，调经止带，清热利湿。主治腹胀、腹泻、痢疾、绕脐疼痛、奔豚气、疝气、水肿、小便不利、遗精、阳痿、经闭、带下、崩漏、产后恶露不尽。

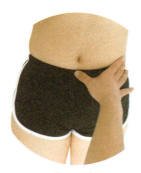

气海
人体生命功力的"元阳之本"

 定位 脐中下1.5寸，前正中线上。

 保健按摩 用拇指按揉气海穴3～5分钟，感觉酸胀适中即可。

 功效主治 利下焦，补元气，行气散滞。主治虚脱、形体羸瘦、脏气衰惫、乏力、水谷不化、绕脐疼痛、腹泻、痢疾、便秘、小便不利、遗尿、遗精、阳痿、疝气、月经不调、痛经、经闭、崩漏、带下、阴挺、产后、胞衣不下。

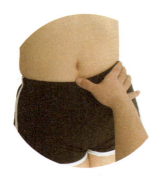

阴交
腹痛泄泻经常揉

 定位 脐中下1寸，前正中线上。

 保健按摩 用中指指腹轻揉阴交穴3～5分钟，感觉酸胀适中即可。

 功效主治 调经固带，利水消肿。主治腹痛、疝气、水肿、小便不利、月经不调、崩漏、带下。

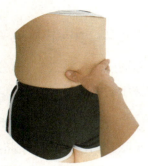

神阙
增强胃动力

定位	腹中部，脐中央。
保健按摩	每晚睡前空腹，将双手搓热，双手左下右上叠放于肚脐，顺时针揉转（女子相反），每次360下。
功效主治	培元固本，和胃理肠。主治虚脱、中风脱证、腹痛、腹胀、腹泻、痢疾、便秘、脱肛、水肿、小便不利。

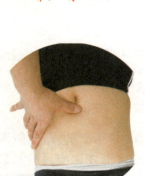

水分
健脾理气，瘦腰腹

定位	脐中上1寸，前正中线上。
保健按摩	用拇指或中指指腹以画圆方式按压水分穴，以出现酸胀感为宜。
功效主治	通调水道，理气止痛。主治水肿、小便不利、腹痛、腹泻、反胃吐食。

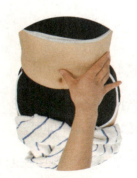

下脘
经常按压能排毒

定位	脐中上2寸，前正中线上。
保健按摩	按摩时以手掌按揉下脘穴50～100次，以出现酸胀感为宜。
功效主治	健脾和胃，降逆止呕。主治腹痛、腹胀、腹泻、呕吐、完谷不化、小儿疳积、痞块。

第十四章 任脉：承载人类生养之根本

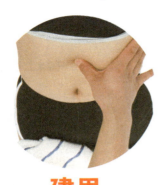

建里
体虚温补要穴

 脐中上3寸，前正中线上。

 用拇指指腹在建里穴处做旋转按摩，每次按摩100下，以出现酸胀感为宜。

 调健脾胃，消积化滞。主治胃痛、呕吐、食欲不振、腹胀、腹痛、水肿。

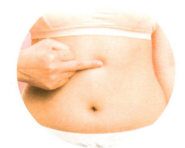

中脘
健胃奇穴

 脐中上4寸，前正中线上。

 仰卧位，一边缓缓吐气，一边用食指用力于中脘穴处下压，至最低点保持6秒后松开，重复10次。

 和胃健脾，降逆利水。主治胃痛、腹胀、纳呆、呕吐、吞酸、呃逆、小儿疳积、黄疸、癫狂、脏躁。

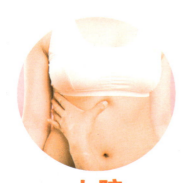

上脘
防治消化系统病症的要穴

 脐中上5寸，前正中线上。

 将食指和中指并拢，按照顺时针方向按揉上脘穴3分钟，以出现酸胀感为宜。

 和胃降逆，利膈化痰。主治痛、呕吐、呃逆、腹胀、癫痫。

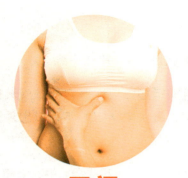

巨阙

心烦心悸奇效穴

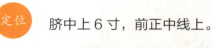 脐中上6寸，前正中线上。

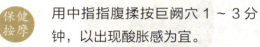 用中指指腹揉按巨阙穴1~3分钟，以出现酸胀感为宜。

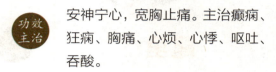 安神宁心，宽胸止痛。主治癫痫、狂痫、胸痛、心烦、心悸、呕吐、吞酸。

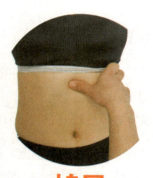

鸠尾

晕车晕船奇效穴

 胸剑结合部下1寸，前正中线上。

 用拇指按压鸠尾穴3~5分钟，以出现酸胀感为宜。

 和中降逆，清热化痰。主治癫痫、狂痫、胸痛、腹胀、呃逆。

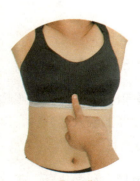

中庭

噎膈呕吐奇效穴

 胸剑结合中点处，前正中线上。

 用拇指由上向下推中庭穴100次，以有酸胀感为宜。

 宽胸理气，疏膈利气，和胃降逆。主治胸腹胀满、噎膈、呕吐、心痛、梅核气。

图解黄帝内经十四经脉养生

第十四章 任脉：承载人类生养之根本

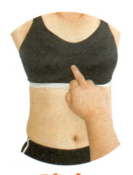

膻中
梳理胸中闷气

定位：横平第4肋间，前正中线上。

保健按摩：用拇指或中指指腹揉按膻中穴3～5分钟，早晚各1次。

功效主治：利上焦，宽胸膈，降气通络。主治咳嗽、气喘、胸闷、心痛、噎膈、呃逆、产后乳少、乳痈、乳癖。

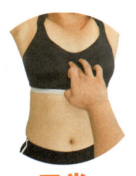

玉堂
治乳房肿痛疗效好

定位：横平第3肋间隙，前正中线上。

保健按摩：用手指指腹或指节向下按压玉堂穴，并作圈状按摩，以有酸胀感为宜。

功效主治：宽胸理气，止咳利咽。主治咳嗽、气喘、胸闷、胸痛、乳房胀痛、呕吐。

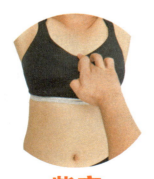

紫宫
宣肺祛痰效果佳

定位：横平第2肋间隙，前正中线上。

保健按摩：用中间三指按揉紫宫穴5～15分钟，以有酸胀感为宜。

功效主治：宽胸止咳，清肺利咽。主治咳嗽、气喘、胸痛。

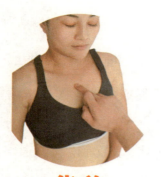

华盖
理气宽胸，治咽肿

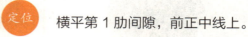	横平第1肋间隙，前正中线上。
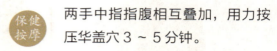	两手中指指腹相互叠加，用力按压华盖穴3~5分钟。
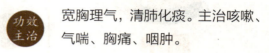	宽胸理气，清肺化痰。主治咳嗽、气喘、胸痛、咽肿。

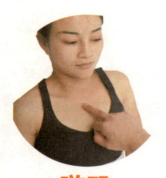

璇玑
宽胸利肺，治胃积

	胸骨上窝下1寸，前正中线上。
	用拇指指腹点压璇玑穴3~5分钟，有酸、胀、麻感觉时为宜。
	宽胸利肺，止咳平喘。主治咳嗽、气喘、胸痛、咽喉肿痛、积食。

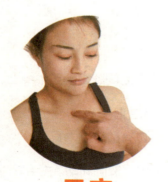

天突
治疗哮喘特效穴

	胸骨上窝中央，前正中线上。
	以食指或中指指腹向胸骨方向点按天突穴60~100次，有酸、胀、麻感觉时为宜。
	宽胸理气，通利气道，降痰宣肺。主治咳嗽、哮喘、胸痛、咽喉肿痛、暴喑、瘿气、梅核气、噎膈。

第十四章 任脉：承载人类生养之根本

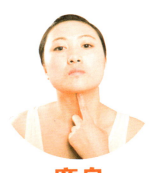

廉泉
口舌生疮效果佳

定位 喉结上方，舌骨上缘凹陷中，前正中线上。

保健按摩 用中指指腹点按廉泉穴60～80次，有酸、胀、麻感觉时为宜。

功效主治 利喉舒舌，消肿止痛。主治中风失语、暴喑、吞咽困难、舌缓流涎、舌下肿痛、口舌生疮、喉痹。

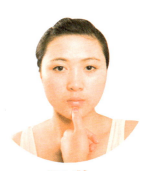

承浆
延缓衰老养生穴

定位 面部，颏唇沟的正中凹陷中。

保健按摩 以食指用力压揉承浆穴60～80次，有酸、胀、麻感觉时为宜。

功效主治 生津敛液，舒筋活络。主治口㖞、齿龈肿痛、流涎、暴喑、癫狂。

刮痧拔罐保健

▶▶ 刮拭胸部正中线任脉天突到膻中段

胸部两侧以身体前正中线任脉为界，分别向左右（先左后右）用刮板整个边缘由内向外沿肋骨走向刮拭，注意隔过乳头部位。根据中医经络学说，胸、腹部有任脉、肾经、胃经、脾经、肝经、胆经的经脉循行，任脉有统领一身阴经的作用，其他经脉各与相应脏腑相关联。刮拭这些部位，可疏通上述经脉，加强新陈代谢，促进五脏六腑的功能活动，对五脏六腑的疾病有预防和治疗作用。

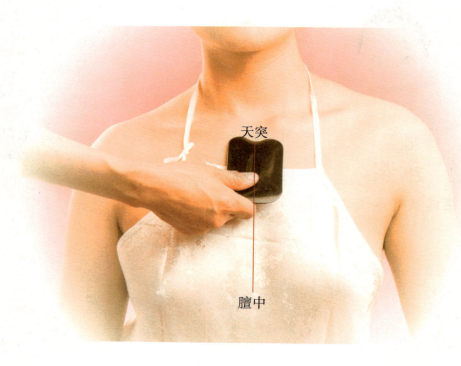

第十四章 任脉：承载人类生养之根本

▶▶ 拔罐神阙

神阙即是人体肚脐，它是人体保健及治疗的重要穴位之一。胎儿通过脐带从母体中获取营养，所以被称之为"生命之根蒂"。它是人体神气出入之门户，归属于任脉，为经气之海，五脏六腑之本。经常在神阙穴拔罐可起到健脾强肾、和胃理气、行气利水、散结通滞、活血调经的作用。

附录

常见病按摩疗法

颈椎病

典型症状：颈背疼痛、上肢无力、手指发麻、头晕等。

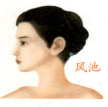

（1）用双手拇指持续往上点按风池穴1~3分钟，力度以局部酸胀为宜。

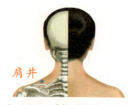

（2）用双手拇指按压肩井穴1~3分钟，力度以局部酸胀为宜。

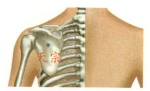

（3）用双手拇指指腹按揉天宗穴1~3分钟，力度以局部酸胀为宜。

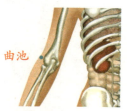

（4）用拇指指腹按揉曲池穴1~3分钟，左右手交替进行。

肩周炎

典型症状：肩周疼痛、活动受限、患侧怕冷。

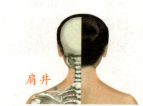

（1）用拇指按压肩井穴1~3分钟，力度适中。

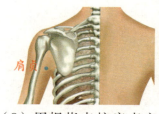

（2）用拇指点按肩贞穴30~50次，力度适中。

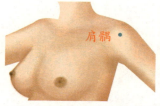

（3）用拇指点按肩髃穴30~50次，力度适中。

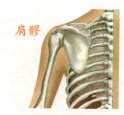

（4）用拇指点按肩髎穴30~50次，力度适中。

第十五章 附录：常见病按摩疗法

手臂疼痛

典型症状：局部疼痛、功能障碍、肌肉痉挛。

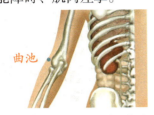

（1）用拇指指腹按揉曲池穴，每次1~3分钟，力度适中，以出现酸胀感为佳。

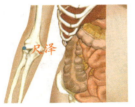

（2）用拇指点按尺泽穴30~50次，左右手交替进行。

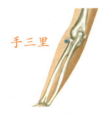

（3）用拇指指腹按揉手三里穴1~3分钟，力度适中。

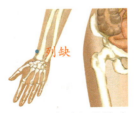

（4）用拇指轻揉列缺穴30秒，然后用拇指和食指掐按约1分钟。

腰肌劳损

典型症状：持续性疼痛、酸胀、肌肉硬结、功能障碍等。

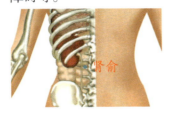

（1）用双手拇指按揉肾俞穴3~5分钟，以出现酸胀感为佳。

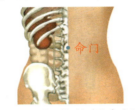

（2）用拇指按揉命门穴3~5分钟，以出现酸胀感为佳。

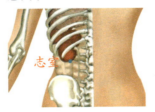

（3）用双手拇指按揉志室穴3~5分钟，以出现酸胀感为佳。

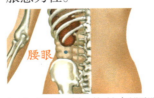

（4）用双手拇指按揉腰眼穴3~5分钟，以出现酸胀感为佳。

腕关节扭伤

典型症状：腕部肿胀疼痛、活动受限、动辄加剧、局部压痛。

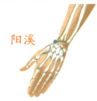

（1）用拇指指尖垂直掐按阳溪穴1~3分钟。

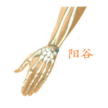

（2）用拇指指腹按压阳谷穴1~3分钟。

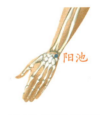

（3）用拇指指腹按压阳池穴1~3分钟。

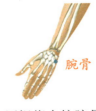

（4）用拇指点按腕骨穴约1分钟，左右手交替进行。

踝关节扭伤

典型症状：疼痛、肿胀、充血、步态改变。

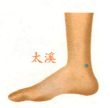

（1）用拇指点压太溪穴30秒，随即按揉1~3分钟，以出现酸胀感为佳。

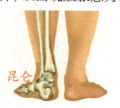

（2）用拇指指腹自上而下推按昆仑穴2分钟。

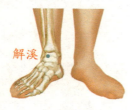

（3）用拇指点压解溪穴大约30秒，然后松开5秒，反复操作。

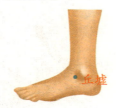

（4）用拇指点压丘墟穴30秒，随即按揉1~3分钟，以出现酸胀感为佳。

膝关节痛

典型症状：膝关节疼痛、压痛、活动受限。

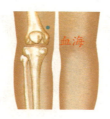

（1）用拇指点揉血海穴约3分钟，力量适中。

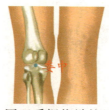

（2）用双手拇指端按压两侧委中穴约3分钟，力度以稍感酸痛为宜。

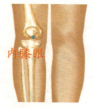

（3）用双手拇指、食指点揉内膝眼穴约1分钟，力度以稍感酸胀为宜。

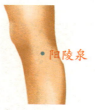

（4）用拇指指腹按揉阳陵泉穴约3~5分钟，力度适中。

腰背痛

典型症状：腰背部疼痛、起步艰难。

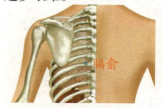

（1）用双手拇指按揉膈俞穴3~5分钟，以出现酸胀感为佳。

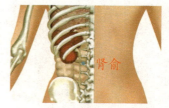

（2）用双手拇指按揉肾俞穴3~5分钟，以出现酸胀感为佳。

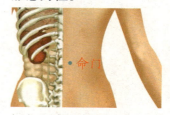

（3）用拇指按揉命门穴3~5分钟，以出现酸胀感为佳。

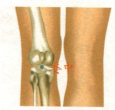

（4）用两手拇指端按压委中穴3~5分钟，力度以稍感酸痛为宜。

第十五章 附录：常见病按摩疗法

神经衰弱

典型症状：乏力、容易疲劳、失眠、记忆不佳。

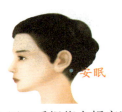

（1）用双手拇指点揉安眠穴3～5分钟，以出现酸胀感为佳。

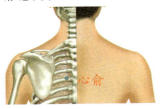

（2）用双手拇指按揉心俞穴3～5分钟，以出现酸胀感为佳。

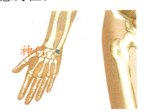

（3）用拇指点按神门穴约1分钟，左右手交替进行。

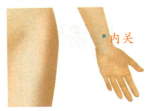

（4）用拇指点按内关穴约1分钟，以局部感到酸胀为佳。

失眠

典型症状：入睡困难、易醒、再入睡困难。

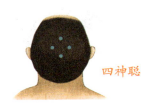

（1）用双手的食指和中指分别对准四神聪穴，持续点揉约2分钟。

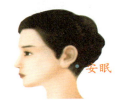

（2）用双手拇指点揉安眠穴3～5分钟，以出现酸胀感为佳。

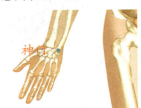

（3）用拇指点按神门穴约1分钟，左右手交替进行。

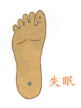

（4）用拇指朝足跟的方向推按失眠穴约3分钟，以出现酸胀感为佳。

心悸

典型症状：心中悸动、惊惕不安、胸闷、眩晕、耳鸣等。

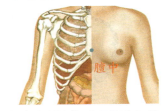

（1）用拇指自下而上推膻中穴约2分钟，以出现酸胀感为佳。

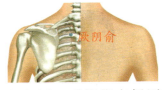

（2）用双手拇指点揉厥阴俞穴3～5分钟，以出现酸胀感为佳。

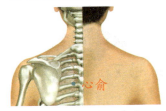

（3）用双手拇指按揉心俞穴3～5分钟，以出现酸胀感为佳。

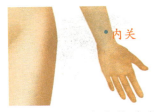

（4）用拇指或食指点按内关穴约1分钟，以感到酸胀感为佳。

眩晕

典型症状：以倾倒的感觉为主，常伴有恶心、呕吐、出冷汗等。

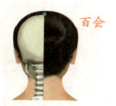

（1）用拇指按压百会穴约30秒，随后按揉约2分钟。

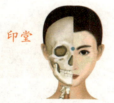

（2）用中指从鼻子向额头方向推抹印堂穴约2分钟，以感到酸胀感为佳。

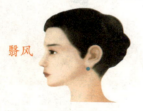

（3）用中指按揉左右翳风穴3~5分钟。

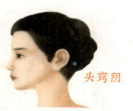

（4）用两手拇指同时着力，按压头窍阴穴约1分钟。

偏头痛

典型症状：偏侧搏动性头痛，伴恶心及呕吐等。

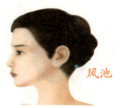

（1）用拇指指腹用力环行按揉风池穴约5分钟。

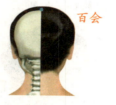

（2）用拇指按压百会穴约30秒，随后按揉2分钟。

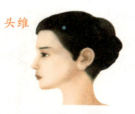

（3）用拇指按揉头维穴3~5分钟，以感到酸胀感为佳。

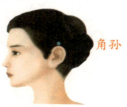

（4）用拇指按揉角孙穴3~5分钟，以感到酸胀感为佳。

感冒

典型症状：鼻塞、流涕、喷嚏、头痛、恶寒、发热等。

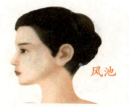

（1）用拇指指腹用力环行按揉风池穴约5分钟。

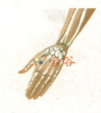

（2）用拇指垂直按合谷穴3~5分钟，以感到酸胀感为佳。

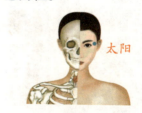

（3）用双手中指揉按太阳穴3~5分钟，以感到酸胀感为佳。

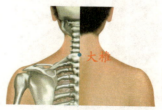

（4）用拇指指腹用力按揉大椎穴约5分钟。

第十五章 附录：常见病按摩疗法

咳嗽

典型症状：咳痰、胸痛、咯血、打喷嚏、流涕、咽部不适、气促等。

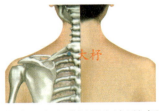

（1）用两手拇指轻轻按揉大杼穴约2分钟，以局部发热为度。

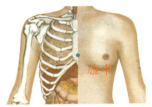

（2）用拇指自下而上推膻中穴约2分钟，以出现酸胀感为佳。

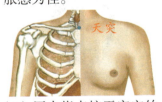

（3）用中指点按天突穴约2分钟，力度以不影响呼吸为宜。

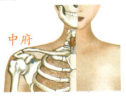

（4）两手拇指轻轻按揉中府穴3～5分钟，以局部出现酸胀感、向肺部放射为佳。

胃痛

典型症状：胃部胀痛、食欲不振、泛酸等。

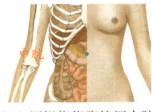

（1）用拇指指腹按压中脘穴约30秒，然后再按揉约2分钟。

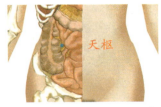

（2）用拇指指腹按压天枢穴约30秒，然后再按揉约2分钟。

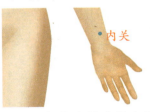

（3）用拇指点按内关穴约1分钟，以局部感到酸胀并向腕部和手放射为佳。

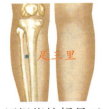

（4）用拇指按揉足三里穴3～5分钟，以出现酸胀感为佳。

腹痛

典型症状：腹部疼痛，可伴随发热、呕吐、腹泻、咳嗽等。

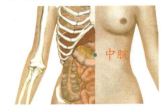

（1）用拇指指腹按压中脘穴约30秒，然后再按揉约2分钟。

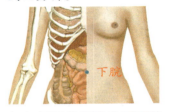

（2）用拇指指腹按压下脘穴约30秒，然后再按揉约2分钟。

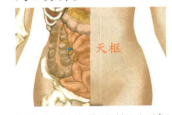

（3）用拇指指腹按压天枢穴约30秒，然后再按揉约2分钟。

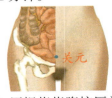

（4）用拇指指腹按压关元穴约30秒，然后再按揉约2分钟。

慢性腹泻

典型症状：大便次数增多、纳差、偶有腹痛、乏力、面色萎黄等。

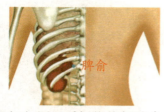

（1）用两手拇指按揉脾俞穴3～5分钟。

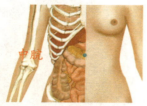

（2）用拇指指腹按压中脘穴约30秒，然后再按揉约2分钟。

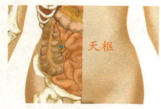

（3）用拇指指腹按压天枢穴约30秒，然后再按揉约2分钟。

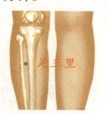

（4）用拇指指腹按揉足三里穴3～5分钟，以局部出现酸胀感为佳。

便秘

典型症状：排便间隔时间过长、粪质干结、排便艰难等。

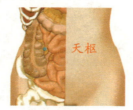

（1）用拇指指腹按压天枢穴约30秒，然后再按揉约2分钟。

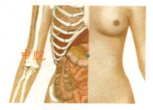

（2）用拇指指腹按压中脘穴约30秒，然后再按揉约2分钟。

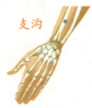

（3）用拇指指腹按压支沟穴约30秒，然后再按揉约2分钟。

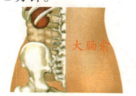

（4）用拇指指腹按揉大肠俞穴约2分钟，以局部出现酸胀感为佳。

高血压

典型症状：头痛、头晕、耳鸣、健忘、失眠、心悸等。

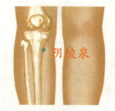

（1）用拇指按揉阴陵泉穴3～5分钟，以局部出现酸胀感为佳。

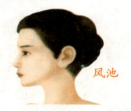

（2）用拇指指腹用力环行按揉风池穴3～5分钟。

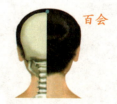

（3）用拇指按压百会穴约30秒，随后按揉2分钟。

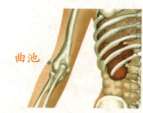

（4）用拇指指腹按揉曲池穴3～5分钟，力度适中，以出现酸胀感为佳。

图解黄帝内经十四经脉养生